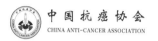

中国抗癌协会
CHINA ANTI-CANCER ASSOCIATION

老年保护

中国肿瘤整合诊治技术指南(CACA)

CACA TECHNICAL GUIDELINES FOR HOLISTIC INTEGRATIVE MANAGEMENT OF CANCER

2023

丛书主编：樊代明

主　　编：李小梅　刘端祺

U0244967

天津出版传媒集团
天津科学技术出版社

图书在版编目(CIP)数据

老年保护 / 李小梅, 刘端祺主编. -- 天津 : 天津
科学技术出版社, 2023.6
("中国肿瘤整合诊治技术指南(CACA)"丛书 /
樊代明主编)
　ISBN 978-7-5742-1010-3

Ⅰ.①老… Ⅱ.①李… ②刘… Ⅲ.①老年病－肿瘤
－诊疗 Ⅳ.①R73

中国国家版本馆CIP数据核字(2023)第052934号

老年保护
LAONIAN BAOHU
策划编辑：方　艳
责任编辑：胡艳杰
责任印制：兰　毅
出　　版：天津出版传媒集团
　　　　　天津科学技术出版社
地　　址：天津市西康路35号
邮　　编：300051
电　　话：(022)23332695
网　　址：www.tjkjcbs.com.cn
发　　行：新华书店经销
印　　刷：天津中图印刷科技有限公司

开本 787×1092　1/32　印张5.625　字数60 000
2023年6月第1版第1次印刷
定价：66.00元

编委会

丛书主编

樊代明

主　编

李小梅　　刘端祺

副主编（以姓氏拼音为序）

白静慧　　陈　军　　陈万青　　丛明华　　李胜棉　　刘东颖

闫　婕　　石丘玲　　王子平　　邬　麟　　薛　冬　　张宏艳

核心编委（以姓氏拼音为序）

陈超武　　陈火国　　陈　衍　　褚　倩　　高　峰　　高伟健

葛　伟　　管维平　　贺宇彤　　李必迅　　李　方　　梁　峰

梁　军　　梁新政　　刘　娜　　刘震雄　　马　望　　唐丽丽

王伟夫　　王永生　　王羽丰　　魏智民　　温珍平　　吴　瑾

吴世凯　　武文斌　　肖文华　　徐建明　　徐世平　　姚庆华

张革红　　张　华　　张燕军　　张　英　　朱广卿

编　委（以姓氏拼音为序）

仓顺东　　曹　立　　曾　焘　　陈　琼　　陈小兵　　范海燕

冯世英　　高明宇　　郭长存　　何婷婷　　何　毅　　胡　星

姬颖华　　贾文焯　　贾小诺　　姜　虹　　金　凤　　靳楠楠

靳文剑　　孔东辉　　来纯云　　李　刚　　李　贺　　李　录

李　楠　　李倩茹　　李全福　　李仁廷　　李世军　　李小江
李晓松　　李元青　　梁冀望　　梁　逍　　林　根　　林　劼
林晓琳　　刘春玲　　刘　昊　　刘红亮　　刘理礼　　刘维帅
刘雅卓　　刘也夫　　路　平　　罗　辉　　吕嘉晨　　聂彩云
宁　静　　祁玉娟　　祁志荣　　尚　进　　石光跃　　石雯锐
宋　扬　　王　飞　　王刚石　　王楠娅　　王姗姗　　王　维
王　霞　　王雨竹　　王玉栋　　王　喆　　吴敏慧　　吴稚冰
肖秀英　　谢恒革　　许　云　　颜丽晖　　杨文慧　　杨　扬
姚成云　　于芝颖　　余慧青　　张百红　　张　峰　　张海波
张　衡　　张籍鹏　　张　兰　　张玲玲　　张　敏　　张玉松
赵　岚　　赵　仁　　赵　翌　　赵赟博　　周国仁　　周红凤
朱　巍　　朱相宇　　邹本燕

编写顾问（以姓氏拼音为序）

焦顺昌　　李萍萍　　刘晓红　　沈　琳　　于世英

编写秘书

王　飞

目录 Contents

第一章

老年肿瘤流行病学

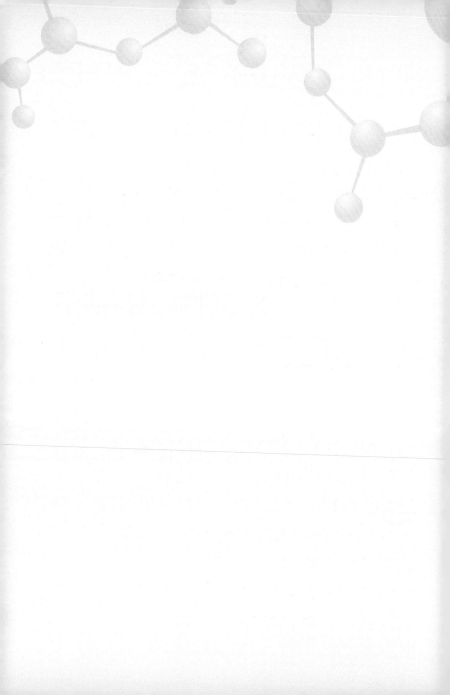

一、流行病学现状

（一）总体发病和死亡情况

我国老年人群恶性肿瘤负担较重，归纳 GLOBO-CAN 2020 年数据，主要表现为：①发病率高：60 岁及以上老年人群恶性肿瘤新发病例为 274.2 万，发病率为 1088.8/10 万；占全球老年肿瘤患者的 22.2%，占我国总新发病例数的 60.7%。②死亡率高：死亡病例数为 215.6 万，死亡率为 856.3/10 万；占全球老年肿瘤死亡患者的 30.4%，占我国肿瘤总死亡人数的 73.7%。③发病和死亡风险高：分别为 60 岁以下人群的 8.5 倍和 14.0 倍。④老年男性发病率及死亡率均高于女性：发病率分别为 1339.0/10 万和 858.8/10 万，死亡率分别为 1081.8/10 万和 648.9/10 万，男性死亡率为女性的 1.67 倍。

老年人群常见恶性肿瘤主要为肺癌和消化系肿瘤，约占老年人群恶性肿瘤新发病例 65.0% 和死亡病例 70.0%。我国老年人群发病谱前 5 位恶性肿瘤依次为肺癌、结直肠癌、胃癌、食管癌、肝癌。死亡谱前 5 位依次为肺癌、胃癌、食管癌、结直肠癌、肝癌。肺癌位居我国老年恶性肿瘤发病及死亡之首，新发病例及死亡病例分占老年人群恶性肿瘤的 21.7% 和 25.7%。食管癌、胃癌、肝癌、结直肠癌等消化系肿瘤约占老年人群恶性肿瘤新发病例的43.4%，死亡病例的45.2%。

（二）年龄别发病和死亡现状

我国老年恶性肿瘤发病率随年龄增长，死亡率亦随之上升。GLOBOCAN 2020数据显示，年龄别发病率及死亡率在30岁前均较低，30岁后快速上升，50岁年龄组发病率及死亡率分别约达470.6/10万和258.2/10万，发病人数在60岁年龄组达峰，发病率高达883.7/10万，死亡率为598.3/10万。

我国老年人群中，肺癌及消化系肿瘤发病率及死亡率随年龄均呈显著上升趋势，但女性乳腺癌发病率随年龄呈先增后降趋势，死亡率上升幅度亦较缓慢。

（三）城乡发病率和死亡率区别

2013年我国国家癌症中心数据显示，城市老年恶性肿瘤发病率略高于农村，发病率分别为1040.3/10万和1016.1/10万，城市新发病例数为农村的1.2倍，死亡病例为农村的1.1倍，分别为84.5万和75.6万。

从发病谱及死亡谱看，存在城乡区别。城市老年人群前5位常见恶性肿瘤依次为肺癌、结直肠癌、胃癌、肝癌和食管癌，农村前5位依次为肺癌、胃癌、食管癌、肝癌和结直肠癌。城市与农村人群肺癌年新发病例分别约为28.7万与24.4万，城市老年肺癌发病人数占我国老年人群肺癌发病例数的54.0%，结直肠癌发病人数占我国老年结直肠癌发病例数的66.0%，女性乳腺癌发病例数占我国老年人群女性乳腺癌发病例数的68.0%。

城市与农村老年人群肺癌标化死亡率近似，分别为201.1/10万与200.3/10万，按死亡人数排序，城市前5位致死老年恶性肿瘤依次为肺癌、肝癌、胃癌、结直肠癌和食管癌，农村为肺癌、胃癌、食管癌、肝癌和结直肠癌。城市老年人群肺癌死亡病例占我国老年人群肺癌死亡人数的55.0%，结直肠癌死亡病例占我国老年结直肠癌死亡人数的65.0%。

（四）恶性肿瘤发病和死亡趋势

我国恶性肿瘤发病率呈持续上升趋势。近十多年来，平均每年上升约3.9%，男性上升幅度略低，年度平均变化百分比为3.4%，女性上升幅度相对较快，平均每年上升4.6%。调整年龄结构后，平均每年上升约1.2%，其中男性调整年龄结构后增幅趋于平稳，而女性从年平均增幅4.6%降低至2.4%，说明我国近十多年恶性肿瘤发病率的上升主要由人口老龄化所致。

从死亡趋势看，老年人群成为恶性肿瘤死亡的主要人群。20世纪70年代、90年代、2004—2005年开展的三次全国性死因调查显示，恶性肿瘤死亡率的上升主要归因于老年人群死亡率的大幅增长。①2013—2014监测数据显示，与第三次数据相比，死亡率随年龄增加而上升，85岁年龄组死亡率最高。②2019—2020监测数据与2013—2014数据相比，各年龄组死亡率略有下降，但高死亡率仍主要集中在老年人群。

（五）生存率变化趋势

来自17个肿瘤登记处长期连续监测数据显示，2003—2005年间至2012—2015年间，我国恶性肿瘤患者5年相对生存率从30.9%上升至40.5%。与年轻患者相比，老年肿瘤患者5年生存率的提高缓慢。5年相对生存率随年龄增长而下降，2012—2015年间，45岁以下、75岁及以上患者的5年相对生存率分别为67.6%和24.3%，生存率相差43.3%。按肿瘤类型，宫颈癌的5年生存率差异最大，45岁以下年龄组为83.4%，64~74岁年龄组为36.4%，二者相差47.0%。

二、预防和筛查

老年肿瘤预防遵循世界卫生组织恶性肿瘤三级防治

策略。一级预防提倡健康生活方式，避免罹患恶性肿瘤；二级预防通过筛查和体检早期发现肿瘤，避免罹患晚期肿瘤，提高恶性肿瘤治愈率和生存率。三级预防通过规范治疗，延长寿命、减轻痛苦、改善生活质量，最大限度从治疗获益。

我国老年肿瘤三级防治工作相对落后。主要表现在一级和二级预防开展的远远不够，对危害老年人健康的常见恶性肿瘤缺乏系统性防治，多数地区针对老年人常见恶性肿瘤的筛查和体检项目尚未纳入医保报销目录。数据显示，我国老年肿瘤新发病例中，三分之二已为晚期，大量医药费和医疗资源都用于晚期肿瘤的诊断和治疗，给患者和家庭带来巨大痛苦和经济负担，因病致贫、因病返贫的现象并不少见。亟须变被动为主动，制定肿瘤防治的长远规划，将早诊早治作为防治重点。要快速提升我国肿瘤患者5年生存率，通过早诊早治降低晚期肿瘤患者比例，远比通过昂贵控瘤药物延长晚期患者寿命更有效、更明智。

（一）一级预防

1.倡导健康生活方式

通过生活方式干预可减缓部分老年个体的生物老

化，降低肿瘤发生率。证据表明，在任何年龄段戒烟都可降低罹患肺癌风险，因此，不论其年龄，均鼓励和支持老年人戒烟。世界癌症研究基金和美国癌症研究所（WCRF/AICR）通过预防肿瘤的饮食建议项目显著降低了老年人罹患肿瘤的风险，包括：限制摄入高能量食物，避免含糖饮料；尽量食用植物来源食物（水果/蔬菜和纤维）；限制红肉摄入量，避免加工肉类摄入；限制酒精饮料；限制盐摄入和避免发霉谷物或豆类。

2.控制感染

疫苗接种对感染相关性肿瘤有积极预防作用，一般在尚无病毒感染的儿童和青少年中开展，不提倡在老年人群中大规模开展。小样本研究显示老年人接种乙肝疫苗后获得血清保护的比例仅为29%。目前也无指南建议老年女性接种人乳头瘤病毒（HPV）疫苗。对于老年人群，通过抗幽门螺杆菌治疗预防胃癌发生的策略暂无强证据支持，因此应考虑治疗本身给老年人带来的潜在不良影响。

（二）二级预防

二级预防旨在通过对老年常见恶性肿瘤的筛查，达到早诊早治目的，以提高治愈率，降低死亡风险。我国老年肿瘤的二级预防与发达国家相比存在巨大差距，亟须建立全国性的二级预防项目。这些项目不仅可快速提升群体5年生存率，还可避免患者遭受晚期肿瘤的病痛，并能节约大量医疗资源和经费。从流行病学数据看，我国老年肿瘤的二级预防应重点筛查肺癌和消化系肿瘤，高危人群的定期低剂量肺CT、胃肠镜和腹部影像学检查应作为主要筛查手段。

强调筛查重要性的同时，要从整体上平衡筛查风险、获益程度，避免过度筛查。如预期生存期<5年，不推荐在无任何症状和体征情况下进行肿瘤常规筛查；如预期生存期≥5年，需评估控瘤意愿和自身健康状况，对有控瘤意愿且能承受控瘤治疗者，根据有无高危因素，确定筛查计划和有针对性的筛查项目。

（三）三级预防

恶性肿瘤的三级预防旨在通过规范治疗，避免过度治疗或治疗不足，实现生活质量和生存期的双重获益。受遗传与衰老、健康管理、慢病控制等多因素影响，老年患者的健康和功能状态存在显著个体差异，要求肿瘤工作者具备基本的老年医学素养，在全面评估、精准诊断基础上综合制定诊疗方案，并动态观察和调整。

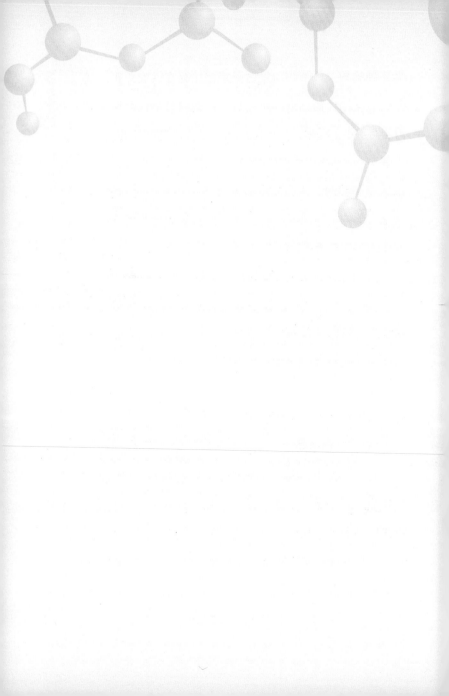

第二章

老年肿瘤的发病机制及临床表现

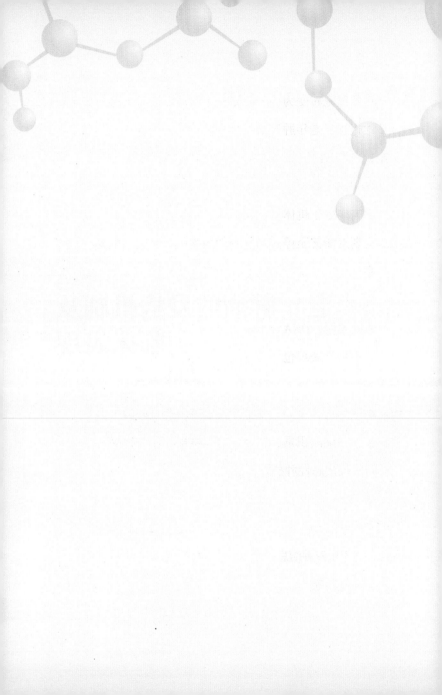

一、发病机制

正常细胞转变为癌细胞是一个多基因突变、多阶段接续的过程。老年肿瘤的发生不仅与致癌因素的长期累积相关，也与细胞和微环境老化等因素密切相关。

（一）细胞衰老

衰老发生于机体所有细胞，其结果是产生不可逆的细胞周期迟滞甚至停滞和复制能力丧失，衰老细胞促进了肿瘤的发生和发展。

1. 细胞损伤与突变累积

研究表明：DNA突变和损伤随龄增加。与衰老相关的分子生物学表现包括：①表观遗传改变；②蛋白质稳态丧失；③线粒体功能障碍；④细胞周期停滞；⑤干细胞衰竭。上述改变以年龄依赖方式存在于不同组织器官的细胞中并逐渐积累，经多代细胞结构变异最终导致细胞转化，形成恶性肿瘤。

基因突变累积是老年肿瘤发生的重要因素。一项针对成人急性髓系白血病患者的瘤细胞基因突变进行的研究发现，老年血液肿瘤患者携带突变基因的数目随龄增加。

2. 端粒磨损

最常见的细胞衰老原因。老年人端粒磨损所致的端粒缩短可致基因组不稳定和染色体丢失，导致细胞恶变。已在多种肿瘤发现端粒缩短，包括胰腺癌、前列腺癌、膀胱癌、胃癌、肾癌、肺癌和骨肿瘤等。

（二）衰老的微环境

1. SASP分泌增加

衰老的微环境是肿瘤发生的重要机制之一。微环境改变涉及外基质的生物结构、细胞分泌因子和免疫系统等多方面。其中衰老相关分泌表型（SASP）与肿瘤发生发展密切相关。随着衰老细胞累积，SASP在"自体/旁分泌"作用下持续分泌，导致衰老加速及肿瘤发生。

2. 慢性炎症

衰老的标志之一是系统性低度慢性炎症增多。慢性炎症会损害DNA并影响细胞的增殖和复制，使基因突变率增高，同时还使机体免疫力下降，甚至阻断控瘤免疫，最终导致肿瘤的发生。约20%的肿瘤发生与慢性炎症有关，此外炎症还会促进肿瘤转移。

（三）衰老的免疫系统

机体的免疫力随年龄呈下降趋势，表现为T细胞功能紊乱、造血干细胞更新能力降低、T细胞克隆能力下降等，导致免疫监视功能减低。免疫衰老还影响免疫治疗的疗效，衰退的免疫系统在肿瘤的发生发展中发挥的作用远超预期。

二、生物学特点

老年恶性肿瘤的生物学特点呈现高度异质性，不同个体和瘤种存在显著差异，尚无可遵循的一致性规律。

（一）组织学亚型特征

肿瘤亚型是决定肿瘤生物学特征的重要因素。以老年乳腺癌为例，恶性程度较高的浸润性乳腺癌随年龄增长而持续下降，预后较好的 Luminal 亚型随年龄增长而逐渐增加，侵袭性高且预后差的 HER-2 阳性乳腺癌、三阴性乳腺癌明显减少。但临床研究发现，乳腺癌预后呈现"两头差，中间好"的特征，即 40 岁以下和 80 岁以上的乳腺癌预后都较差。亚组分析发现，80 岁以上的老年乳腺癌确诊时局部肿块较大，T4 肿瘤占比高，淋巴结转移率高、晚期肿瘤占比高，这些不利因素抵消了老年乳腺癌在生物学上低侵袭性的优势。由此可见，决定老年恶性肿瘤预后的因素是多方面的，不能孤立看待。

尽管多数老年肿瘤都呈现恶性程度较低、侵袭性较弱的特征，但也并非完全如此。老年结肠癌研究发现，80% 的散发性结直肠癌都经历由腺瘤癌变的过程，而老年结直肠癌更多是通过锯齿状息肉这一途径演变而来，因而病灶更多发生在右半结肠，具有较高的恶性潜能。

上述这些复杂的且不同于年轻肿瘤患者的组织学特征无法笼统地用"老年"解释，但相关研究特别匮乏，亟需改进。

（二）基因组学差异

研究发现，基因的个体差异随龄增加而扩大，肿瘤突变负荷（tumor mutation burden，TMB）也随龄增加，但老年肿瘤的基因特征远不止于此。在非小细胞肺癌患者中，EGFR、ALK和MET等驱动基因突变显示明显年龄差异。我国一项纳入7858例肺癌患者的研究显示，ALK、ROS1、RET融合、EGFR突变随年龄呈现减少趋势。ALK基因融合多见于50岁以下NSCLC患者，MET突变常见于70岁以上患者，EGFR外显子21L858R突变和KRAS突变在老年人群中发生率更高。同样，老年结直肠癌患者微卫星不稳定性和BRAF突变的发生率更高。

（三）免疫学特征

老年肿瘤患者存在"免疫衰老"现象，是免疫监视作用减低的主要原因。肿瘤周围浸润淋巴细胞与免疫治疗的疗效呈正相关。随年龄增长，三阴性乳腺癌中的肿瘤浸润淋巴细胞百分比降低，且与乳腺癌不良预后相关。从恶性肿瘤基因组图谱计划的胃癌数据中发现，与<65岁组比较，≥65岁组的微卫星不稳定发生率（25.3% vs.10.8%）、TMB（453.5 vs. 259.8）及肿瘤新抗原负荷（439.9 vs. 116.6）均显著升高，但在≥75岁和<75岁两组间未发现类似差异。

三、临床特点

老年患者的四个典型特征"衰老、共病、老年综合征和失能"与老年肿瘤患者的临床特点密不可分。①衰老是老年病发生发展的危险因素，可诱发疾病并导致"病态老龄化"。②共病指同时患有两种或两种以上慢性疾病。共病已替代急性疾病，成为老年人致死的主要原因。③老年综合征是发生在老年期，由多因素造成的一种临床表现或一组症候群，衰弱、日常功能受损及跌倒高风险最常见。④失能是指衰弱导致的日常基本活动能力、生活能力丧失或受限。我国老年人的失能率随年龄快速上升；相同年龄段，老年女性失能率高于男性。上述这四个老年特征在不同年龄段存在程度差异，与老年肿瘤生物学特征共同形成以下临床特点。

（一）恶性程度较低

1. 高分化型较多见

老年肿瘤多表现为高分化型，肿瘤增殖复制相对缓慢，侵袭性较弱，恶性程度较低。病理机制主要为血管老化，循环减慢导致瘤细胞血供下降；也与老年人机体代谢能力下降、瘤细胞增殖速度减慢有关。一项胃癌患者术后病理特征研究发现，分化程度差的患者比例在65岁以下组达69.6%，而65岁及以上组仅39.8%。

2. 转移率较低

美国一项对32819例结肠癌的调查发现，肿瘤转移发生率与年龄呈负相关。国内一项对肺癌患者的回顾性调查显示，青年组发生纵隔及肺门淋巴结转移、肺内及肺外转移的比例明显高于老年组。

尽管如此，也不能笃定地认为所有老年瘤种都表现为高分化、转移少、进展慢。一项纳入2385例软组织肉瘤的多中心研究发现，老年亚组表现为发现晚、肿瘤大、分化差、转移率高，与成年亚组相比存在显著差异。

3. 隐匿性肿瘤较多

无症状的隐匿性肿瘤随龄增加。国外研究表明，尸检诊断为隐匿性肿瘤的平均年龄为83.13岁。约8%胰腺浸润性导管腺癌呈无症状进展，多在尸检时发现。国内一项研究对738例因前列腺增生而手术的患者术后组织病理进行肿瘤形态学和免疫组化诊断，其中有88例确诊为前列腺癌，占11.92%。

（二）实体瘤高发

基于GLOBOCAN 2020统计数据，在全球65岁以上老年人最常见的前10位恶性肿瘤中，前9位均为实体瘤，非霍奇金淋巴瘤位列第10。尽管中国老年肿瘤发病谱顺位与全球整体情况存在差别，但第1—9位也为实体瘤，非霍奇金淋巴瘤也位列第10。

（三）多原发癌较常见

多原发癌在老年患者中明显增多，以双原发癌最多见。首尔国立大学医院的一项回顾性分析发现，在接受胃癌手术的4593例老年患者中，3.4%曾被诊断为另一种原发癌。一项对1503例多原发癌的回顾性研究发现，70岁以上组多原发癌患病率为15%，70岁以下组为6%，存在显著差异。

（四）易误诊和漏诊

老年肿瘤起病隐匿，症状不典型，易被老年共病和老年综合征所掩盖。肿瘤常与老年共病共存，临床中容易聚焦于基础疾病而忽略肿瘤诊断。一项对14096例肿瘤合并共病的研究发现，共病可致肿瘤早期症状被忽视，在最高共病负担的乳腺癌亚组患者中，远处转移概率是无共病负担组的近4倍。老年肿瘤误诊和漏诊的原因分析指出：老年人不同程度的记忆力减退，表达不准确，病史叙述不清等可能与误诊和漏诊有关。

（五）病情危重者多

老年肿瘤患者因出现无法耐受的症状或严重并发症才被迫就医的情况比较常见，此时肿瘤多已发展至中晚期，加之长期慢性消耗和营养不良，容易出现病情急剧变化和多脏器功能受累情况。一项对16家急症医院4108例死亡患者的数据分析发现，26.3%的患者在最后一次住院时被诊断为肿瘤，这些患者年龄普遍较大，中位年龄为74岁，82%为晚期肿瘤。

老年患者因肿瘤高凝状态、免疫功能低下及动静脉血管老化，更易发生血栓性疾病和重症感染。肺动脉栓塞是肿瘤患者猝死的常见原因，国内对老年肿瘤相关动脉血栓栓塞症的临床分析表明：高龄、共病、肿瘤是否转移均是肺动脉栓塞的独立危险因素。

（六）营养不良多见

营养不良的发生率与年龄呈正相关。一项对1472例65岁及以上老年肿瘤患者的多中心数据分析中，按2019年全球营养领导人发起的营养不良（GLIM）评定标准，老年肿瘤住院患者营养不良发生率为51.8%，其中中度营养不良为29.6%，重度营养不良为22.3%。

老年患者化疗后容易出现营养不良。荟萃分析显示：在接受化疗的老年患者中，营养不良发生率高达83%；其中，三分之一以上在接受化疗前就已合并营养不良；40%~91.6%在化疗过程中出现体重减轻。老年肿瘤围术期营养不良发生率超过其他患者。一项对外科住院老年腹部肿瘤患者的营养状况调查中发现，65岁以上老年患者营养不良发生率为30.1%，80岁以上组为37.5%，而65岁以下组仅为17.6%。

（七）心理异常更常见

一项纳入1092例老年肿瘤患者的研究中，28.4%的患者通过基于DSM-IV（人格障碍）诊断标准的半结构化访谈诊断为临床抑郁症，胰腺癌和肺癌患者的抑郁症发生率是其他亚组的两倍。另一项对321例老年肿瘤患者的焦虑研究中，与60~69岁和70~79岁组相比，焦虑症状在80岁以上组评分最高。

（八）失能者预后更差

丧失生活自理能力的老人称为"失能老人"，失能分为完全失能和半失能。一项对993例老年肿瘤患者的前瞻性队列研究发现，失能与老年肿瘤患者的死亡相关，可作为一年内死亡的预测指标。失能老年患者对危险的规避能力差，在照护过程中易发生意外，加之这类患者主动配合治疗的能力明显减低，导致其与功能独立的患者相比，治疗相关副作用更常见，预后更差。

四、诊疗现状

在老年肿瘤患者诊疗过程中，面对临床研究证据缺乏、合并症较多、体能和功能减低的情况，判断治疗获益和风险是复杂和困难的。单纯以年龄判断和决策面临着过度治疗和治疗不足的双重风险。

（一）过度治疗

医生对患者采取的治疗措施超过患者的实际需要或耐受力。在我国，肿瘤过度治疗表现为：①根治性手术时过度清扫和超范围切除；②放化疗的剂量过大、次数过多，忽略了治疗对老年患者的全身性和累积影响；③终末期肿瘤患者给予不获益的全肠外营养、血液制品和白蛋白等支持治疗；④使用疗效不确切的所谓"辅助用药"或民间偏方等。过度治疗的常见原因包括以下几个方面。

1.忽视老年特点的循证医疗

老年患者的控瘤治疗普遍缺乏循证医学证据，临床医生常参照一般成年患者为老年人制定诊疗方案，尽管可能采取减量或减药策略，但因为对老年特点的把握度不够，治疗安全性显著下降，并发症明显增多。

2.评估意识和经验不足

在老年肿瘤患者的诊疗中，医生遇到的问题远比一般成年患者多，由于相应的培训不足，只能被动地沿用常规诊疗程序，很少能结合老年特点进行评估和治疗，导致影响治疗耐受性的老年问题被搁置或低估。

3.患者及家属期望值过高

在确诊肿瘤后，部分患者及家属治疗意愿极为迫切，希望医生能给予最彻底、最有效的治疗手段，这也是导致过度治疗的原因之一。

（二）治疗不足

老年肿瘤治疗不足现象很常见。要认识到：通过规范治疗，部分患者可长期带瘤生存；大多数晚期患者生活质量明显改善。如果无视这些客观事实，一味"谈癌色变"，或因其他原因放弃治疗或治疗不充分都可视为治疗不足。治疗不足的常见原因包括以下几个方面。

1.对疗效和耐受性缺乏理性判断

有的医生由于缺乏实践经验，"不敢"对老年人尤其是高龄老人实施控瘤治疗，进而贻误了治疗时机。实际上，随着老年人体质的增强、各种控瘤方法的不断改进，大多数老年患者都能得到生活质量改善和生存期的延长。需重视对老年人肿瘤治疗经验的积累，尽量不要放弃对老年肿瘤的治疗，尤其是旨在减轻躯体和心理痛苦的缓和医疗。

2.经济负担过重

老年肿瘤患者在治疗过程中，有的患者由于无法负担治疗费用不得不放弃治疗。一项山东农村肿瘤患者就医行为及影响因素分析，对858例患者的治疗延迟原因进行调查，发现支付能力不足居首位，占总人数的32.8%。

3.采取不适宜的治疗措施

肿瘤患者存在病急乱投医现象，对死亡的恐惧和强烈的求生欲望，导致患者寄希望于"神医妙药"、听信民间偏方而接受不规范治疗。很多老年患者错误地认为"做手术伤元气""化疗和放疗会缩短寿命"，从而拒绝正规治疗。部分患者因缺乏医学常识，花费大量钱财寻求"偏方"，由此错失规范治疗的最佳时机和延误病情的情况比较普遍。

4.对治疗价值存在认知偏差

认知偏差是指个体以完全否定或悲观方式去解释信息过程，包括任意推断、过分夸大或缩小以及消极注视等曲解类型。肿瘤患者一旦产生认知偏差常不易纠正，可能导致两方面不良结果，一是对现有治疗产生强烈抵触情绪；二是产生抑郁、焦虑、恐惧、愤怒等负面情绪。二者都会影响治疗依从性和耐受性，进而影响疗效。

5.决策权被剥夺

研究表明，家庭内部决策倾向等因素影响患者的就医态度。我国普遍对肿瘤患者实行"保护性医疗"，大部分老年患者子女或亲属对患者本人隐瞒诊断和病情。实际上，患者参与临床决策的意愿比较高，一项肿瘤患者就医行为调查显示：77.7%的患者希望参与治疗决策。临床实践中，患者不知晓病情、家属代为决策的情况非常普遍。家属掌握决策权，认为患者年事已高，无治疗的必要性，患者本人因为不知病情，自主决策的权利被剥夺，导致治疗不足。

6.医疗资源配置不均衡

包括人力和物力两方面。部分经济落后地区缺乏医疗设施和设备，无法开展新技术和新业务。目前，我国从事老年肿瘤工作的基层医务人员绝大多数未接受过老年医学系统培训，难以形成专业的知识体系，核心胜任力普遍不足。

第三章

老年肿瘤的综合评估

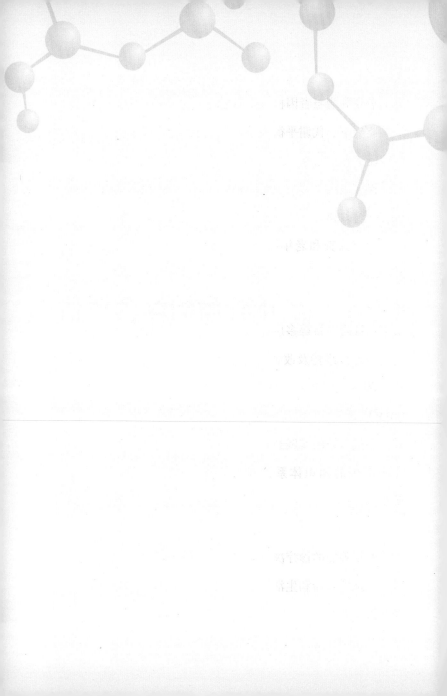

一、概述

老年肿瘤患者因机体功能衰退、脏器功能降低、免疫功能低下、代谢平衡被破坏、认知功能下降和肢体活动障碍等病理生理特点，常罹患多种不能治愈的慢性疾病，伴发衰弱等多种老年综合征，健康状况和功能储备也有显著差异。

老年筛查和老年综合评估（comprehensive geriatric assessment，CGA）全面关注与老年人功能和健康状态相关的具体问题，从衰弱评估、躯体及认知功能、心理状态和社会支持等多层面对老年患者进行综合评估，并据此制定以维持及改善功能为目标的治疗和康复计划，最大程度维护并提升老年人的生活质量。整合医学（HIM）从全人角度出发，将医学各领域最先进的技术手段和最有效的实践经验加以整合，从方法学上改进了临床医生的知识体系，对老年肿瘤的规范治疗至关重要。

二、预期寿命

老年肿瘤的诊疗决策相对复杂，要兼顾肿瘤和老年因素对预期寿命和生活质量的影响，而不仅仅是肿瘤本身的影响，即死亡的竞争风险。目前常用的预期寿命预测方法主要包括临床生存预测和预期寿命计算器。

临床生存预测是指临床医生根据现有的临床数据、患者情况，结合一些非正式的主观方法（如临床经验等），对生存期做出预判。该方法较灵活方便，但受认知和经验水平等因素影响，准确性较低。

本指南依据我国2020年人口普查数据，计算得出60岁及以上年龄人群平均预期寿命四分位数（图1）。在临床应用中，例如判断80岁男性的预期寿命时，上四分位数的预期寿命为12.4年，中位数为7.8年，下四分位数为4.0年。尽管很难准确预测特定患者的预期寿命可能属于哪个区间，但通过老年评估获得额外信息，可提高预测的准确性。国际老年肿瘤学会（SIOG）、NCCN和ASCO推荐使用ePrognosi网站（www.eprognosis.org）中经过验证的预期寿命计算工具，如Schonberg指数或Lee指数。

需指出，预期寿命计算器不是一种决定性的预测手段，不能盲目和机械地使用，理解预期寿命评估的意义和适用人群远比得出的具体数值更重要。

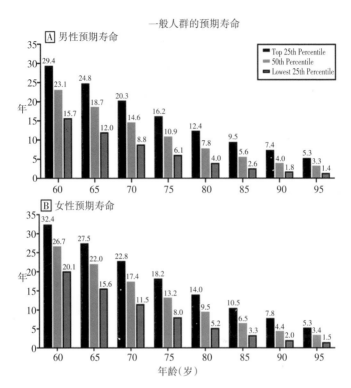

图1　60岁及以上一般人群预期寿命四分位数（第25，50及75百分位点）

（根据2020年人口普查数据计算 https://data.cnki.net/yearbook/Single/N2022040097）

三、老年筛查

（一）目的和适用人群

老年筛查的目的是快速找出能够从完整的老年综合

评估中获益的患者，以便有针对性地实施评估。推荐60岁以上患者都进行老年筛查。

（二）工具选择和结果判断

老年筛查的工具包括量表、问卷或躯体功能测试等。如筛查结果正常，原则上可按照指南推荐进行控瘤治疗；如结果异常，应接受完整的老年综合评估。这一评估专业性较强，建议请老年专科医生进行，没有老年专科评估条件的医疗机构可根据本指南推荐的内容，由肿瘤专科医生做出初步判断，以多学科会诊的形式完成评估。

系统评价显示，多个筛查工具能识别出完整老年综合评估将得出异常结果的人群。这些筛查工具从老年综合评估的评估量表中衍生开发而来，或者其本身就是衰弱的经典筛查工具。验证过的老年肿瘤患者筛查和评估工具包括：G8问卷（geriatric-8）、VES-13（the vulnerable elders survey-13）、aCGA（abbreviated comprehensive geriatric assessment）、GFI（the groningen frailty index）、FFC（fried frailty criteria）、SAOP2（revised senior adult oncology program）及TRST（triage risk screening tool）等，G8问卷和VES-13拥有最多的研究证据。G8问卷具

有较高的敏感性（76.5%~97%），条目简洁，国内应用较多；VES-13具有较高的特异性（70%~100%），用于患者自评。上述工具尚缺乏在中国人群中应用的信效度验证研究。

本指南推荐优先采用G8问卷进行老年筛查，由临床医生或护士操作，老年医学团队是最佳实施人。推荐进行中国人群的老年筛查工具研究，探索最适合中国人群的筛查工具。

表3.1　G8问卷

条目	得分（总分 17 分）
A 过去三个月中,是否因食欲下降、消化问题、咀嚼或吞咽困难而进食量减少?	0 = 进食量严重减少
	1 = 进食量中度减少
	2 = 进食量没有减少
B 过去三个月中,有体重下降吗?	0 = 体重下降> 3 kg
	1 = 不知道
	2 = 体重下降 1~3 kg
	3 = 没有体重下降
C 行走能力	0 = 只能躺卧或坐着,不能行走
	1 = 能离开床或椅子行走,但不能出门
	2 = 可以出门
E 神经精神问题	0 = 严重痴呆或抑郁
	1 = 轻度痴呆
	2 = 没有精神心理问题

条目	得分（总分17分）
F体重指数BMI（kg/m²）	0 = BMI < 19
	1 = BMI 19~21
	2 = BMI 21~23
	3 = BMI > 23
H 每天服用三种以上处方药吗？	0 = 是
	1 = 否
P 与同龄人比较，患者如何评价自身健康状态？	0.0 = 更差
	0.5 = 不知道
	1.0 = 一样好
	2.0 = 更好
年龄	0 = > 86岁
	1 = 80~85岁
	2 = < 80岁

结果判断：总分≤14分，判断为异常，需行完整老年综合评估。

四、老年综合评估

（一）躯体功能评估

日常生活能力评估常用于评价老年人的躯体功能缺陷及独立生活能力，它包括基本日常生活活动能力（basic activity of daily living，BADL）和工具性日常生活活动能力（instrumental activity of daily living，IADL）评估。目前国内医疗机构多采用Barthel量表评估BADL，该量表从进食、转移、修饰、如厕、沐浴、平地行走、上下楼梯、穿衣、尿便控制等10个条目进行评估；常用Lawton生活用具使用能力量表评估IADL，该量表包括使用电话、购物、做饭、做家务、洗衣物、使用交通工具、药物服用和管理个人财产等8个条目。BADL、IADL量表均是得分越高，提示被评估者生活能力越高。BADL、IADL受损与肿瘤恶化、复发，不能完成治疗疗程、总生存期下降存在相关性。

本指南建议将评估认定的日常生活能力受损患者转诊至老年医学科或康复科，以便同步实施相应干预措施，改善其日常生活能力。

老年肿瘤患者跌倒风险明显增加。研究表明，69%的老年人在进行肿瘤手术、放疗或化疗后的2~3个月内，在居家环境或住院期间至少发生过1次跌倒，其中51.4%的老年肿瘤患者至少发生过2次跌倒，远高于全球范围内非肿瘤老年人33.3%的跌倒发生率。

跌倒不仅会造成皮肤损伤、骨折等，还会导致老年人因害怕再次跌倒而减少活动，继而导致功能减退，并形成恶性循环，影响生活质量、抗肿瘤治疗的耐受性、肿瘤治疗的顺利实施等，甚至导致疾病快速进展至寿命缩短、严重不良事件致患者死亡等。

跌倒风险可通过简单问题进行筛查，如：过去6个月是否跌倒及跌倒次数、是否自感走路不稳、是否害怕跌倒等。如果存在上述情况，可进一步应用Morse跌倒风险评估量表进行评估，并根据评估风险分级给予对应的预防措施。

建议对存在跌倒风险的老年患者施行多元化的预防干预措施，包括：提高患者对跌倒的认知，减低药物不良反应所致的跌倒风险，居室环境无障碍设计等；对于有骨质疏松和肿瘤骨转移的高危跌倒患者，建议在康复科指导下酌情使用助行设施、穿髋部防护裤等降低跌倒风险、减轻跌倒的伤害程度。

（三）共病及多重用药评估

1.共病评估

共病（multimorbidity）是指一个人同时存在2种或2种以上慢性健康问题（multiple chronic conditions，MCCs），老年人共病的发生率与年龄呈正相关，包括以下3类：①慢性躯体疾病；②慢性精神心理疾病；③老年综合征。50%以上老年肿瘤患者具有至少一种可能会影响其肿瘤治疗的共病。共病不仅影响老年肿瘤患者的健康及生活质量，而且影响肿瘤的预后。大量研究表明，具有共病的肿瘤患者生存时间短于无共病者。

老年肿瘤患者的共病评估尚无统一标准。Charlson共病指数（charlson comorbidity index，CCI）为常用评估工具，对短期死亡率和长期死亡率均具有较好的预测作用。建议在控瘤治疗前请专科医师会诊，优化处理每一种合并的疾病及健康问题，最大限度减轻共病对治疗的不良影响。

2. 多重用药评估

多重用药指为治疗已有明确诊断的共病时，使用5种及以上药品，包括长期用药和临时加用的短期治疗药物。用药合理性指数量表（medication appropriateness index，MAI）为常用评估工具，MAI量表从适应证、疗效、药物使用方法、药物剂量等方面评价处方合理性及老年患者非必需用药情况。

（四）营养及症状评估

1. 营养评估

我国老年肿瘤患者营养风险的发生率达60%以上，营养不良的发生率为40%以上，消化道肿瘤患者中至重度营养不良的发生率最高。营养不良是老年肿瘤患者预后不良的独立危险因素，推荐在诊断之初就进行营养状态评估，并在整个治疗过程中定期评估。推荐简易营养评定法简表（MNA-SF）、营养风险筛查2002量表评分（nutritional risk screening，NRS2002）作为筛查工具。此外，临床上反映营养状态的指标还有非自主体重变化、身体质量指数（BMI）、皮褶厚度及臂围、血清白蛋白水平等，推荐采用综合多项指标的量表进行营养状态评估。

营养筛查和评估目的是指导营养治疗。无营养不良者，不需要营养干预，直接进行抗肿瘤治疗即可；可疑营养不良者，在营养教育的同时，实施抗肿瘤治疗；中度营养不良、恶液质及肌肉减少症的肿瘤患者，在人工营养（EN、PN）的同时，实施抗肿瘤治疗；重度营养不良者，应先行1~2周人工营养，然后在继续营养治疗的同时，进行抗肿瘤治疗。无论有无营养不良，所有患者在完成一个疗程的控瘤治疗后，均应重新进行营养评估。

2.症状评估

老年肿瘤患者可因肿瘤进展、控瘤治疗毒性累积、衰弱及其他并发症和基础疾病原因产生"症状群"。研究表明，每个老年肿瘤患者平均报告8个症状，70%患者报告曾有疲乏和疼痛。精准的症状评估不仅有助于减轻患者痛苦、改善生活质量，还可通过及时发现治疗相关不良反应，提高治疗安全性和耐受性。临床常用埃德蒙顿症状评估量表（the edmonton symptom assessment scale，ESAS）对肿瘤患者的常见症状进行评价，该量表评估9种症状：疼痛、疲乏、恶心、抑郁、焦虑、嗜睡、食欲、气短和自我感觉。

症状的综合评估还包括：严重程度、发生原因（与肿瘤本身、肿瘤治疗所致、伴发慢性疾病或衰弱相关）、病理学机制、对生活和社会交往的影响、加重或缓解因素、既往治疗和疗效等；需要临床医生通过问诊、体格检查并结合影像学资料综合做出判断。

（五）抑郁评估

老年肿瘤患者面临衰老和肿瘤的"双重打击"，身体功能下降、共病、丧偶等老年问题使患者更加孤独，对控瘤治疗的耐受性产生重大影响。因此，强调必须对老年肿瘤患者进行心理评估。

工具评估是可行的办法，但基于临床经验的评估往往更具个体化和灵活性。临床常使用老年抑郁量表（geriatricdepressionscale，GDS）进行自评筛查，该量表包含以下症状：情绪、心境低落，活动减少，容易被激惹，有痛苦退缩的想法，对过去、现在以及将来的消极评价等。如筛查异常，应由精神心理科医师进一步完成详细评估及进行诊断和治疗。

老年抑郁的治疗强调药物与非药物治疗并重，目标是改善症状，降低自杀风险，防止复燃复发，促进功能康复，提高生活质量。

（六）认知功能评估

65岁以上老年肿瘤患者痴呆的发生率为3.8%~7%。肿瘤和抗肿瘤治疗可加剧潜在的认知障碍。治疗前的认知功能筛查有助于检测出这些疾病并考虑其对治疗决策的影响。

建议在诊断初始就评估基线认知功能，以支持治疗决策。推荐先用简易认知评估表（Mini-Cog）筛查，该量表包括3个词的延迟回忆（0~3分）和画钟测试（0或2分），若总分<2分，则需要由具备认知评估经验的专科医生（如老年医学科、神经内科、精神心理科等）进行更详细的神经心理学测试，以评估是否存在谵妄、轻

度认知损害、痴呆等，并决定是否需要多学科评估或转诊至专科进一步诊治。

五、控瘤治疗风险与获益

老年患者与一般患者在控瘤治疗获益上存在一定共性，但增龄带来的生理功能减退、共病、衰弱等会使老年人受到更多治疗相关损伤，因此在治疗决策时，更要权衡获益与风险。判断控瘤治疗是否有益，需首先评估肿瘤的侵袭性、肿瘤是否会引起显著影响生活质量的症状；其次，要预估非肿瘤预期寿命，即预测在肿瘤引起显著症状之前死于其他疾病的概率。如评估认定肿瘤可能会影响患者的生活质量，建议多学科讨论基于证据的最佳疗法和耐受性：①相关临床研究是否纳入了类似年龄、合并症和健康状况的患者？②不同年龄层的患者在治疗获益上是否有区别？③研究结果是否能够推广至老年患者？④研究中是否包含改善生活质量或功能的数据？如果没有以上数据，应及时与患者及家属沟通，告知现有治疗方案缺乏老年人的证据以及疗效的不确定性。

此外，还要对治疗目标与风险、潜在不良反应进行评估。制定治疗目标时需从全人角度考虑，不能只考虑有效率等预后指标，更要兼顾生活质量和远期结局，例如，治疗是否有可能延长预期寿命、治疗是否会导致生活依赖和生活质量下降等。治疗相关不良结局的高风险因素包括认知功能损害、躯体功能依赖、营养不良及衰弱。

常用评估工具包括：①老年肿瘤术前评估（preoperative assessment of cancer in the elderly，PACE），将CGA和手术风险评估相结合，用于老年肿瘤患者术前评估；②癌症及衰老研究组（cancerand aging research group，CARG）化疗风险评估量表及高龄患者化疗风险评估量表（chemotherapy risk assessment scale for high-age patients，CRASH），可用于预测化疗耐受性和3~5级不良事件发生风险。

基于风险与不良反应评估结果，应适当调整控瘤治疗方案（如降低术式风险等级、减少化疗剂量）或干预老年人的健康问题，在保证治疗获益的前提下，降低控瘤治疗引起的伤害，减少额外医疗支出。

第四章

老年肿瘤的诊断与治疗

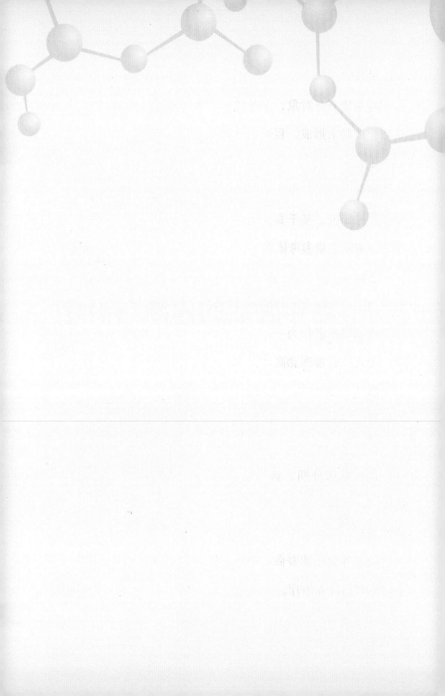

虽然老年患者已成为肿瘤专科医护人员日常诊疗工作中的主要服务对象，但我国针对这一患者群体特点的诊疗规范尚未形成。目前，老年肿瘤诊疗的循证医学证据不足，主要原因在于老年人群的异质性突出，衰老和慢性病在人群间的个体差异很大，很难在老年人群中开展同质性研究，基于真实世界的回顾性研究正成为老年肿瘤决策的主要参考依据。

恶性肿瘤是影响老年患者预期寿命和生活质量的主要原因，但老年慢性病和衰弱的影响也不容忽视。整合医学提倡将患者作为一个整体看待，这与老年肿瘤诊疗的"全人"管理理念高度契合，是建立在循证医学基础上更高层面的医学实践，有助于避免单纯以肿瘤角度看待患者带来的决策局限性。

一、诊断

包括临床分期、病理和分子病理诊断及合并症诊断。与一般成年患者不同，老年尤其是高龄患者，临床诊断恶性肿瘤时，要首先判断肿瘤的侵袭性是否会缩短患者的非肿瘤预期寿命或出现症状，进而判断是否需要进行病理活检和治疗。

（一）分期诊断

制定诊疗方案和判断预后的重要依据。老年患者和其他患者一样，也采用TNM分期系统，严格按照CACA各瘤种指南进行分期检查。

老年患者进行分期诊断的相关检查时应注意：①肾功不全时，应慎行增强CT检查，可用增强MRI代替或CT平扫，避免CT造影剂加重肾损伤。②腹部增强MRI或CT检查不能进行吸气配合时，可酌情行MRI平扫。③在分期诊断时，不用超声代替MRI和CT检查。④对初次诊断的老年肿瘤患者，根治性手术前要优先考虑全身PET-CT检查，以减少漏诊和误诊造成的决策失误。⑤需要禁食的检查应警惕检查过程中发生低血糖和低血压。⑥有幽闭恐惧症的老年患者应提前接受心理干预。⑦对衰弱的老年患者，要优化检查项目，避免过度检查。

（二）病理诊断

1.重视针对病理活检的医患沟通

病理诊断是恶性肿瘤诊断的金标准，活检是获取病理诊断的最常用途径。老年患者对活检的顾虑较多，临床医生要充分沟通和耐心解释，避免老年患者止步于活检，失去后续潜在获益的治疗机会。

2.活检途径和风险控制

活检途径包括：穿刺活检、内镜活检、手术活检和体液活检等。应根据肿瘤的具体部位、生长方式和取材难易程度选择活检方式。在组织学优先前提下，老年患者尽量选择侵入性较小的活检途径。

老年患者活检风险控制：①询问有无出血和血栓病史。②询问是否正在口服抗凝或抗血小板药物，一般应停用1周以上，并采用低分子肝素桥接。③慢病患者要多学科评估活检的风险和耐受性，例如冠心病患者要评估急性冠脉综合征风险，避免活检诱发急性冠脉事件。④常规检查和检验必须齐备。⑤胃肠镜检查及活检前需禁食、口服泻药等，要适当补液，避免低血压、低血糖、低血钾等导致术中重要脏器灌注不足和诱发房颤等心律失常。⑥耐心解释穿刺过程，减轻紧张和焦虑情绪。⑦穿刺后严密监测生命体征和症状，及时安排必要检查和会诊。

（三）分子病理诊断

分子生物学、信息遗传学和蛋白质组学等多学科理论在临床病理诊断中的应用，是肿瘤精准治疗的依据，也有助于预测疗效及预后。

1.分子病理诊断方法

主要包括免疫组化技术、核酸分子杂交技术、核酸扩增技术、基因测序技术和基因芯片技术。

2.诊断目的

通过分子分型，协助病理诊断和鉴别诊断，分子特征可提供肿瘤生物学行为相关信息，并可对预后进行初步判断。分子病理诊断可指导肿瘤靶向治疗、内分泌治疗、免疫治疗并预测疗效。此外，肿瘤易感基因检测特别适合家族中有肿瘤病例的人群，可评价个体患病风险，进行肿瘤预防和早期诊断。

（四）合并症诊断

1.共病诊断

老年肿瘤患者常合并慢性疾病，与肿瘤及治疗相互影响，共病对患者的不利影响主要表现为：①降低肿瘤治疗的耐受性，如长期高血压患者肾功减退，化疗后易出现肾损伤；血管靶向药物治疗可导致患者原有的高血压加重。②共病如未有效控制，也会给患者带来痛苦症状，影响控瘤治疗实施，并缩短预期寿命。③治疗共病的药物有可能增加肿瘤治疗风险，如抗凝、抗血小板药物可增加血管靶向药物的出血和血栓事件风险。④恶性肿瘤及并发症增加了慢病控制难度，如肿瘤高凝状态不利于冠心病治疗，中央型肺癌导致阻塞性肺炎加重慢阻肺患者的低氧血症等。

2.并发症诊断

肿瘤相关并发症包括：疼痛、乏力、贫血、静脉血栓、肿瘤相关感染等。老年肿瘤患者体能减低、内环境脆弱且容易失衡，脏器储备功能减低，病情易快速恶化导致多脏器功能受累，要提高对严重并发症的警惕性，强化风险和筛查意识。

常见的严重并发症包括：①肿瘤高凝状态至急性肺动脉栓塞；②肿瘤骨转移至脊柱压缩性骨折、截瘫；③肿瘤颅内和脑膜转移至颅高压、脑出血、偏瘫、失语等；④恶性肠梗阻继发严重代谢紊乱及酸碱失衡等。

二、治疗决策与沟通

老年肿瘤患者的诊疗决策要基于对肿瘤恶性程度、进展速度、对生活质量的潜在影响、体能和功能状态、预期寿命等因素的综合判断。在充分医患沟通前提下，强调要尊重老年患者本人意愿，这应被视为最重要的决策因素。

（一）判断是否需控瘤治疗

对高龄、体质较弱、预期寿命有限的患者，如临床诊断为早期肿瘤，且预期不太可能缩短患者的预期寿命或导致痛苦症状，就可采取动态观察策略，避免因肿瘤过度治疗缩短寿命、导致衰弱和降低生活质量；对这部分患者进行动态观察不是"不给治疗"，一旦在观察期间发现肿瘤快速进展，可随时调整诊疗策略。至于进展期肿瘤，无论患者年龄高低，都应采用积极诊疗策略，因为处于该阶段的肿瘤都会引起症状并缩短预期寿命。

建议将老年患者按年龄分为3层：①65~75岁的青年老人；②76~85岁的中年老人；③85岁以上的长寿老人。在制定诊疗方案时可先按这一方法将老年患者初步分层，再细化评估和决策。

（二）病情告知和共同决策

1.病情告知

老年患者在被告知病情前要先行认知功能筛查，以确定具备完全的决策能力。决策能力评估主要基于以下四方面：①理解：能够理解医生提出的医学检查和治疗方案；②意识：能够了解与自己相关的当前医疗状况和疾病原因等；③逻辑思维：能够有逻辑地比较医生提出的治疗方案的风险和获益；④表达：能够用语言或其他方式表达自己的选择和意愿。不具备决策能力的老年患者应指定决策代理人或授权委托人，一般为患者的子女或配偶。

要以老年患者可接受的方式循序渐进地告知病情，确保安全告知。在我国，子女代为决策的情况比较普遍，为避免此类现象，提倡对患者子女进行宣教，使其认识到告知病情的重要性，更要让他们知晓隐瞒病情的弊端，从而形成良性的医患沟通和互信。

2.共同决策

共同决策（shared decision making，SDM）相对于传统的家长式决策而言。主张在充分告知病情及治疗方案的利弊后，尊重患者本人意愿和选择，医生在患者方案选择上发挥专业的指导和帮助作用。

三、治疗方法

老年肿瘤的治疗包括对因和对症两方面。对因治疗即控瘤治疗，包括：手术、放疗、化疗、分子靶向、免疫、内分泌和细胞治疗等，旨在最大限度实现治愈或减轻肿瘤负荷、延长生存期。对症治疗又称控症治疗，包括支持治疗和缓和医疗，旨在减轻患者痛苦，改善生活质量。

（一）手术治疗

老年患者体能下降，基础病较多，因此手术治疗要基于准确评估和充分准备：一是要在全面肿瘤分期诊断基础上，明确手术目的是根治性还是姑息性，避免患者不获益的"开关手术"、避免晚期肿瘤因术前检查不足而按早期肿瘤处置的"根治性手术"；二是要严格评估手术的耐受性。

根治性手术适于早期和部分局部进展期肿瘤患者，根治性手术的清扫范围要适度，要考虑老年患者的承受力。姑息性手术适于晚期患者，可通过局部病灶的姑息性切除缓解或预防肿瘤导致的压迫、梗阻、出血等问题。老年患者应避免评估和准备不足的急诊手术，此类手术常仓促上阵，并发症风险明显高于择期手术。

在术式选择上，优先推荐微创手术（包括胸腔镜、腹腔镜、宫腔镜、消化内镜、机器人手术等），创伤相对较小，利于术后恢复。

老年患者围术期并发症管理和术后康复属外科、老年科和康复科范畴。

（二）放射治疗

1.注意事项

明确放疗目的是根治性或姑息性，并以此选择放疗范围、分割方式及总剂量。老年患者放疗期间尤其注意动态评估耐受性，随时调整治疗计划。经CGA评估不能耐受手术或不愿手术的早期和部分进展期老年肿瘤患者，可行根治性放疗。尽管部分研究表明联合放化疗可显著改善老年患者的生存，但虚弱高龄患者应慎用，如确需联合，化疗和放疗剂量都应酌减。伴有脊柱畸形、肢体活动障碍的老年患者，尤其要考虑体位固定的舒适性、放疗体位的可重复性。要及时发现并处理放疗期间的毒副反应，加强支持治疗，提高放疗依从性。

2.技术优化

（1）采用精准放疗技术

先进放疗技术，如调强放疗（IMRT）、容积调强放疗（VMAT）、图像引导放疗（IGRT）、质子治疗和立体定向放疗（SBRT）或立体定向消融放疗（SABR）有助靶区得到足够剂量，且降低周围正常组织损伤，提高老年患者放疗耐受性。

SABR已成为早期肺癌患者手术替代方案，为不能耐受手术的老年患者提供了治疗选择。SBRT是寡转移病灶局部控制的优选非手术疗法。质子治疗的放射性损伤更小，在老年前列腺癌放疗中有明显优势。

（2）改变分割模式

改变放疗的分割模式可提升老年患者放疗的依从性和耐受性。虚弱的依从性差、行动不便或以姑息性放疗为目的的老人，可采用大分割短疗程放疗（HFRT），一般分5~7次完成。

（3）缩小放疗范围

治疗目的为姑息减症。虚弱或预期寿命较短的高龄患者，可考虑缩小放疗的照射范围，如仅行受累野放疗和部分器官照射等。

3.常见毒性特点

老年肿瘤患者的放疗毒性特点和注意事项包括：①老年头颈部鳞癌患者接受姑息放疗最常见的3级以上毒性为黏膜炎和吞咽困难，继发营养不良或脱水，甚至出现低血压、重要脏器灌注不足等严重不良事件，需加强放疗期间的支持治疗，并动态监测和调整治疗。②接受胸部放疗的老年肺癌和食管癌患者易发生放射性肺损伤，放疗期间要密切监测呼吸道症状，及时处理。③接受放疗的胃癌和老年直肠癌患者更易发生放射性肠炎，重者可脱水和电解质紊乱而危及生命，需警惕。

（三）化学药物治疗

1.毒性风险预测

对老年患者，推荐通过老年筛查和CGA来识别常规肿瘤评估中未捕捉到的老年个体化危险因素。对于化疗相关毒性，目前尚无公认的预测工具，可采用CARG化疗风险评估量表及高龄患者化疗风险评估量表（CRASH），以避免3级以上毒性反应。

2.剂量调整

区分化疗目的是辅助性还是解救性，有助于明确治疗方向和调整剂量。辅助化疗在兼顾疗效和安全性的前提下，优先考虑安全性；如临床医师基于量表评估或经验判断，认为患者出现3级以上毒性反应概率较大，就应果断减量。在解救化疗上建议尽量低剂量起始，患者可耐受，则通过缩短治疗间隔来保持剂量强度，避免单次大剂量化疗后出现难以纠正的副作用和不可逆损伤和功能下降。

3.方案选择

老年患者选择化疗方案时注意年龄相关限制性因

素，如骨髓造血储备功能减低、消化系统反应偏重、心脏和肾脏容易产生治疗相关损伤等。对70岁以上老年患者，单药化疗多于联合化疗，单药化疗联合血管靶向药物或免疫治疗药多于联合化疗，目的是发挥协同效应、减轻毒性反应和提高耐受性。

4.常见毒性特点

老年患者常见化疗毒副反应和注意事项包括：①血液学毒性最常见，表现为粒细胞减少、贫血和血小板减低，老年患者由于骨髓造血储备功能减低、营养不良等因素，容易产生重度骨髓抑制，甚至危及生命，应积极防治，具体处理措施详见相关CACA技术指南。②对评估化疗方案发生粒缺风险≥20%的老年患者，推荐使用G-CSF进行一级预防。对风险为10%~20%的65岁以上患者，尤其是有其他合并症患者，应详细评估其用药情况，并按高危患者管理。③老年患者化疗相关恶心呕吐（CINV）防治要注意止吐药物副作用：$5-HT_3$受体拮抗剂导致的便秘，在老年人可造成肠梗阻等严重并发症；奥氮平剂量过高可致嗜睡和低血压；地塞米松治疗可致高血糖、水钠潴留和兴奋失眠。④要重视化疗药物的心血管系统毒性，如蒽环类、紫杉类和氟尿嘧啶类药物，有心血管系统基础疾病的老年患者应用时应提高警惕，治疗前需评估心功能，治疗期间需加强监测。⑤老年患者铂类化疗的肾毒性高于一般成年患者，合并高血压、糖尿病者铂类化疗相关毒性风险增加。⑥长春碱类、奥沙利铂和紫杉类药物会产生外周神经毒性，老年患者易受神经毒性影响，特别是合并糖尿病神经病变时，周围神经病变导致肠梗阻、跌倒和功能损害的风险也需关注。

（四）分子靶向药物治疗

分子靶向药物是指靶向恶性肿瘤发生发展特定分子通路或靶点的小分子酪氨酸激酶抑制剂和大分子单抗。与化疗相比，分子靶向治疗高效低毒，尤其适合老年患者，但疗效和安全性研究较少。

1.治疗原则

分子靶向药物种类多，作用机制和适应证各不相同，详见CACA各瘤种指南。老年患者分子靶向药物治疗的基本原则：①患者本人和亲属对靶向药物的接受度明显高于传统放化疗，期望值也较高，但临床应用还应严格掌握适应证，治疗前进行充分医患沟通，详细介绍治疗目的、预期疗效和主要副作用。②分子靶向药物与传统化疗的副作用存在显著区别，骨髓抑制轻，肝肾毒性低，但乏力、厌食发生率并不低，明显影响生活质量，应注意观察和治疗。③与传统化疗相比，分子靶向药物，尤其是小分子TKI治疗，其副作用与剂量之间的量-效关系不明显，不可预测性大，加之老年患者靶向治疗的副作用发生率较高、程度较重，所以治疗期间需严密观察。④关注共病状态下的多药治疗和药物相互作用，特别是肝药酶代谢、靶向药物与基础疾病之间的相互影响。⑤分子靶向药物种类繁多，毒性反应类型也多，即便是同一类药物，其毒性谱也不尽相同，老年患者的药物和剂量选择、不良反应监测至关重要。

2.常见毒性特点

老年患者靶向药物治疗的常见毒性和注意事项包括：①相对于化疗，尽管靶向治疗的血液学毒性显著下降，但仍会发生，如PARP抑制剂，对于骨髓造血储备功能减低的老年患者尤其要注意监测。②恶心呕吐、腹泻和便秘等胃肠道毒性常见于EGFR-TKI、ALK-TKI、抗EGFR单抗和多靶点TKI，老年患者应用时要加强支持治疗，避免脱水、电解质紊乱和肾功能不全等并发症。③多数靶向药物经肝脏代谢，小分子TKI出现肝脏毒性的概率较大，常见肝毒性为胆红素和转氨酶升高等，老年人较常见，建议动态监测。④血管靶向药物可损伤血管内皮细胞，容易诱发严重心血管事件和栓塞事件，抗 Her-2 治疗可引起心肌损害，严重时可致心力衰竭，对老年患者应特别重视。⑤血管靶向药物可引起肾损伤，如蛋白尿、微血管肾病等，使有基础肾病的老年患者肾功恶化。⑥EGFR-TKI、EGFR单抗常引起痤疮样皮疹，还可合并甲沟炎、口腔炎等皮肤黏膜毒性，一旦发生，应减量或暂停治疗。⑦药物相关间质性肺病或肺炎多在使用小分子 TKI 中出现，老年患者常合并慢阻肺，发生肺毒性风险增加，处理也更棘手。⑧其他少见毒性如视觉障碍，会使老年白内障、青光眼症状加重；外周水肿会严重影响老年患者活动能力和功能状态；神经认知障碍和情绪改变在老年人中常会误判为老年痴呆等。

（五）免疫药物治疗

免疫治疗进展，尤其是免疫检查点抑制剂（immune checkpoint inhibitors，ICIs）的问世，彻底改变了包括老年人在内所有肿瘤患者的常规治疗。但老年人在 ICIs 研究中所占比例仍较少，此外，与衰老相关的免疫系统改变可能影响疗效。因此，对老年肿瘤患者应用ICIs的疗效和安全性指导很重要。

1.风险评估和预测

目前，基于G8筛查和CGA评估老年肿瘤ICIs治疗的研究和证据不足。与化疗相比，尽管有严重的免疫相关不良事件（irAEs）发生，但ICIs的总体毒副作用较小，老年人更易耐受。建议医生对老年患者考虑行ICIs治疗前进行充分评估，以便发现不适合免疫治疗的患者。

评估要点：①充分的脏器功能评估依赖于完整的病史询问、体格检查和实验室检查。②重视共病和合并症诊断，还要对功能状态、情绪、认知、多重用药和治疗意愿等进行全面评估。③评估是动态的，需对治疗前、治疗时和治疗后三个环节进行全程评估与密切监测。④对新出现症状和实验室指标异常要高度重视。

2.方案选择

目前尚缺乏老年肿瘤患者应用ICIs的大型前瞻性Ⅲ期临床研究，大多研究为临床试验的亚组分析或回顾性分析及荟萃分析，报道结果不一致，总体证据等级较低，未来还需针对老年肿瘤患者开展大规模临床试验以客观评价疗效。ICIs治疗药物和方案的选择参照CACA各瘤种指南。

老年肿瘤ICIs治疗方案选择上应注意：①多数情况下，老年人更倾向于选择免疫单药治疗，在体能状况较好、合并症较少的老年患者，单药PD-1/PD-L1抗体的疗效不弱于整体人群。②当考虑对老年患者采用免疫联合化疗时，要对免疫和化疗耐受性进行充分评估，严格筛选适合的患者。③因联合用药的毒性叠加，高龄患者需要减量使用或采用单药化疗、节拍化疗等形式。④不同作用机制的ICIs联合治疗，如PD-1/PD-L1抗体联合CTLA-4抗体，导致免疫相关毒性反应（immune-related adverse events，irAEs）的风险明显增加，老年患者需慎重选择。⑤在老年患者，与抗血管生成药物或放疗的联合应用数据有限，需考虑毒性叠加。

3.治疗相关毒性管理

总体上，老年患者irAEs的发生率和严重程度与一般成年患者相似，但也有不同报道；而且同样级别的免疫相关副作用，老年人的治疗面临更多风险，并发症更多，住院时间更长，所用激素治疗和/或其他免疫抑制剂的时间也更长，其临床转归也较差。

老年肿瘤患者免疫治疗相关毒性管理需注意以下几方面：①免疫治疗导致的毒性可发生在全身各个系统，老年患者受共病和老年综合征影响，表现更为复杂；irAEs为排他诊断，鉴别诊断尤为重要。②老年患者感觉迟钝及反应能力下降，免疫治疗期间需详细观察、问诊及体检，以便早期发现不良反应并及时干预。③老年人常合并多种慢性疾病，需要终身服用多种药物，要了解药物相互作用，避免治疗风险。④Ⅲ~Ⅳ级的irAEs在老年患者中常是致命的，需要多学科团队协作处理。⑤在使用糖皮质激素治疗irAEs时，老年患者的使用时间一般更长，会导致原有慢性病加重，如糖尿病、骨质疏松、高血压、谵妄、失眠，甚至精神症状等。⑥难治性irAEs患者可能需要较长时间的激素或其他免疫抑制剂的治疗，尤其在老年患者，发生机会性感染的风险更高，使原有的病情变得更为复杂，预后更差。

4.常见毒性特点和处理

老年患者常见各器官系统irAEs的特点和注意事项包括：①老年人免疫相关性皮肤副作用较年轻患者更常见，皮肌炎或肌炎严重时可造成横纹肌或平滑肌溶解、肌红蛋白入血并造成肾功能不全。②ICIs引起免疫性肺炎（checkpoint inhibitor pneumonitis，CIP）的发生率常被低估，合并慢性肺部疾病的老年患者，发生 CIP 机会更大。③老年 CIP 临床表现常缺乏特异性或较隐匿，CT 表现为多种影像学特征，应与病原体感染和肿瘤进展鉴别，在经验性抗感染治疗后改善不明显者，可加入糖皮质激素诊断性治疗。④免疫性结肠炎多表现为腹泻及血便，老年患者出现腹泻时症状常更严重，易发生电解质紊乱、营养失衡和出现肾前性肾衰危及生命，应尽早使用激素并加强支持治疗。⑤与成人患者相比，老年患者的内分泌毒性发生率较低，甲状腺功能异常最常见，大多数表现为甲减，初期可表现为甲亢，并可诱发心律失常。⑥免疫相关性糖尿病在老年人常见的 2 型糖尿病基础上有发生酮症酸中毒及休克风险，需选用胰岛素控制血糖。垂体炎有时在乏力的老年患者中难以识别。⑦免疫相关心脏毒性总体发生率虽低，但是致命性的，老年人常合并心脏基础疾病，一旦发生免疫性心肌炎结局更差，需早期识别和心脏专科会诊。

（六）内分泌治疗

主要用于前列腺癌和乳腺癌患者，具体参照各瘤种治疗 CACA 指南。常见内分泌治疗手段包括激素受体调节剂、抗雌/雄激素类药物、芳香化酶抑制剂、雌/雄/孕激素类、药物去势、手术去势等。

老年患者内分泌治疗的注意事项包括：①尽管毒性较低，但长期应用时仍不可忽视，老年患者身体状况的个体差异大，需综合评估并平衡获益和风险；②老年患者合并用药多，需注意并监测药物相互作用和不良反应，应用三种以上药物与内分泌治疗不良反应发生率升高呈正相关；③与他莫昔芬（TAM）相比，芳香化酶抑制剂（AI）的骨丢失事件更多见，但血栓事件和子宫内膜癌的风险更低，老年患者应进行个性化选择。④黄体生成素释放激素类似物（LHRHa）注射初期会出现一过性睾酮升高，导致临床症状加剧，如骨痛、急性尿潴留、梗阻性肾衰、脊髓压迫以及高凝状态导致的致命心血管疾患，尤其是老年患者，因此初次用药需提前服用抗雄激素药物。⑤老年女性多合并骨质疏松，内分泌治疗期间需注意监测并预防骨相关事件，建议每年监测骨密度，每半年监测血钙、血磷、甲状旁腺素、骨代谢指标，并常规预防性补充维生素D及钙剂。

（七）细胞治疗

根据是否进行基因修饰，将细胞治疗分为两类：非基因修饰的免疫细胞治疗（如DC、CIK、TIL、NK、巨噬细胞等）及基因修饰的免疫细胞治疗，如CAR-T、TCR-T、CAR-NK/NKT等。

截至目前，国内有两款CAR-T细胞获批作为药品用于临床治疗，主要适应证是血液系恶性肿瘤，对部分老年血液肿瘤患者，免疫细胞治疗有潜力成为新的有效治疗选择。目前，对实体瘤细胞治疗的探索还在进行中，但因疗效和安全性数据有限，尚不推荐在老年患者中使用。

细胞治疗在老年患者中的应用数据非常有限，且细胞治疗不同于其他药物治疗，不仅会引起骨髓抑制、感染等常见并发症，还可能引发一些特殊的毒性反应，如细胞因子释放综合征（CRS）、神经毒性综合征、免疫细胞异常扩增及定植等，尤其在65岁以上老年患者中，毒性反应可能呈放大效应。

有鉴于此，对老年肿瘤患者实施细胞治疗时应注意：①避免夸大疗效，由于细胞治疗的毒性难以预测，因此老年患者在治疗前后都应进行全面评估和密切监测。②老年患者治疗相关毒性的发生率较高，出现严重毒性反应的风险较高，治疗难度较大。此外，老年患者毒性反应表现隐匿或不典型，容易延误对毒性反应的识别和处理。③需要重视治疗前后症状和体征变化，力求尽早识别相关毒性并进行早期干预，建议住院治疗及监测。④用于治疗相关毒性反应的大剂量糖皮质激素必须谨慎使用，因其可能使老年患者的原有疾病恶化或导致认知功能障碍，同时会产生感染等并发症。

（八）缓和医疗与安宁疗护

缓和医疗也称姑息治疗或对症治疗，是与对因治疗或控瘤治疗相伴而行，旨在减轻患者的躯体和心理痛苦，改善生活质量的临床实践。缓和医疗强调全程、全人、全家、全队管理，即所谓"四全照护"。缓和医疗的服务对象包括恶性肿瘤及其他不可治愈的慢性疾病。在我国，老年肿瘤患者的缓和医疗服务需求大，但专业性有待进一步提高。

缓和医疗服务应贯穿控瘤治疗全程，在肿瘤发展的不同阶段缓和医疗的任务和侧重点不同，随着疾病进展，姑息性治疗所占比例逐渐增多，当死亡不可避免，预期生存3~6个月时，则进入安宁疗护阶段，服务地点也从医疗机构逐渐转至社区和家庭。

在临床实践中，老年肿瘤患者缓和医疗服务的重点是：①医患沟通：沟通内容应结合老人的需要和特点，如：病情和预后告知、疾病演变过程和主要决策方法、主要任务和目标、生前预嘱和死亡教育等。②痛苦筛查、评估和治疗：包括肿瘤、慢性病和老年综合征给患者带来的躯体和心理痛苦。要尽量用简单的方法缓解影响老年患者生活质量的多重症状，要重视保护老年人的认知功能和生活自理能力。③要避免老年肿瘤患者临终前的心肺复苏、胸外按压、气管插管和呼吸机辅助通气、全肠外营养等无效抢救和治疗。

第五章

老年肿瘤中西医整合治疗及康复

一、老年肿瘤中西医整合治疗现状概述

中药治疗在我国老年人群中受到普遍认可，使用比例很高。2010年发表的一项北京大学与美国杜克大学合作开展的基于中国老年肿瘤患者综合状况和治疗现状的问卷调查显示：在老年肿瘤患者中，中药治疗的比例最高，达到64.8%，种类包括草药、中药注射液、口服中成药等；在中西医整合治疗模式下，联合使用最多的中药种类为草药，占50.8%。

目前中西医整合治疗老年恶性肿瘤的应用越来越广泛，归根结底源于中西医整合治疗显示出一定疗效和优势。一项中医药整合化疗的老年肿瘤Meta分析，筛选了21篇符合标准的随机对照或半随机对照临床研究；其中，试验组为中医药整合化疗，中医药治疗的类型主要包括口服中成药、中草药汤剂，使用中药注射液；对照组为单纯化疗；评估指标包括肿瘤治疗反应、生活质量（KPS评分）、免疫功能、胃肠反应、肝肾功能异常及血液毒性等；结果提示，中医药整合化疗在提高疾病控制率、生存质量、免疫功能，减轻骨髓抑制、减少胃肠道反应以及肝肾功能损害等方面均优于单纯化疗。另一项旨在为老年肿瘤患者制定个体化整合治疗方案、提供科学依据的中医院肿瘤科住院患者调查，通过病历采集、问卷调查（FACT-L4.0量表中文版和临床症状评分）、医生咨询三种方式对120例老年肿瘤患者的特征及治疗特点进行分析，结果表明：困扰老年肿瘤患者第一位的症状为乏力，占21.7%，证候要素中气虚证占80.0%；在中医治疗的满意度评价中，很满意的比例占47.8%；对其中经中药干预3个月以上的59例患者进行疗效评价及1年生存率分析，疾病稳定的比例高达59.3%，1年生存率为66.1%；使用中药的时间（≥3个月）与生存时间呈正相关。这项研究证实了中医药在改善患者症状、提高生活质量及治疗满意度等方面具有一定优势，及早使用中药干预有利于延长老年肿瘤患者的生存期。

（一）认知和态度

老年人对中医的认可度较高。一项国内研究采用整群抽样法调查270例老年肿瘤患者对中医辅助治疗、传统中医特色技术（如艾灸、推拿等）在肿瘤防治中作用的态度及认知，结果显示：老年患者对中医药治疗肿瘤的作用有一定了解，知晓中医在肿瘤治疗中的一些优势，但对中医辅助治疗相关知识了解较少；超过半数调查对象知晓中医辅助治疗可调养体质，提高免疫力，降低疾病复发率，可减少化疗相关毒副作用。此外，老年肿瘤患者对中医辅助治疗肿瘤持积极态度，52.9%的调查对象认为有必要加强推广中医特色保健；在治疗模式上，89.1%的调查对象更倾向于中西医整合治疗。老年患者对中医药的较高认可度是基于传统中医药在我国的悠久历史而形成的普遍现状，也与近年在肿瘤治疗领域开展的中医药研究项目逐渐增多并取得积极效果有关。

（二）治疗需求

老年肿瘤患者中医药治疗需求主要包括改善症状和促进康复两方面。国内一项多中心研究调查了康复需求，该研究采用便利抽样法纳入65岁及以上的有病理学诊断的老年肿瘤患者，通过日常生活活动能力量表（activities of daily life，ADL）、Charlson共病指数（charlson-comorbidity index，CCI）、安德森症状问卷–中医版（MDASI-TCM）及康复需求调查问卷等形式调查患者的康复需求。在637例被调查者中，近半数认为影响患者生活质量的首要因素是未控制的症状。在接受康复治疗的需求方面，81.0%的患者愿意接受中医康复治疗，并希望能达到增加免疫、调节躯体功能、减轻症状和改善体能等目的。

（三）治疗价值

1.减轻控瘤治疗不良反应

中医药治疗通过减轻化疗相关毒性反应，提高治疗的耐受性和依从性。多项随机对照研究显示，中医药治疗能显著改善老年肿瘤患者化疗相关恶心呕吐、食欲下降、口淡无味、倦怠乏力、口干、腹部不适、便秘、腹泻等不良反应，缓解化疗引起的全身症状，提高治疗耐受性。此外，还有研究显示：紫草油、凉血膏等涂擦或外敷可有效防治化疗药物输注所致的静脉炎。中医特色护理技术联合健康教育对减轻老年肿瘤患者化疗期间胃肠道反应也有积极作用，相关研究显示在缓解患者的不适症状、促进护理满意度上都有显著提升。五行音乐疗法联合中医特色健康教育能显著改善老年肿瘤患者的化疗毒副反应并能改善心境，进而提高化疗依从性。

放疗所致的局部组织器官损伤及功能障碍，如放射性肺炎和放射性食管炎等，是导致老年肿瘤患者治疗后生活质量下降、出现严重并发症、无法完成治疗计划的常见原因。研究显示，中医药治疗在减轻放疗相关组织损伤方面具有重要作用。

近年，靶向及免疫治疗在老年肿瘤患者中的应用越来越广泛，其相关不良反应也渐受关注。对这些不良反应的中医药处理，尚在探索阶段，基本与一般成年患者发生类似不良反应时的处理方法相同，多采用中医辨证论治原则异病同治，以达到减轻不良反应、加快组织修复及脏器功能恢复的作用。

2.控症治疗有优势

在我国老年肿瘤患者的症状管理中，中西医整合治疗能显著缓解常见症状、减轻痛苦并改善生存质量，这一作用已经多项研究证实并得到普遍认可。一项随机对照研究表明：清肺化痰汤加减显著降低了老年晚期非小细胞肺癌（痰热郁肺证）患者的临床症状，与对照组单纯化疗相比，咳嗽、咳痰黄稠、气喘或气急、喉中痰鸣、发热和口渴等症状明显缓解。对痰瘀互结型老年肺癌患者，涤痰逐瘀类中药在疲乏、疼痛、失眠、食欲不振、便秘等诸多症状中均有显著作用。老年胃癌患者接受化疗联合健脾消积类中药方剂治疗、老年乳腺癌患者接受化疗联合中医药整合治疗等研究结果均证实中医药在减轻患者负性情绪及疲乏程度上有积极作用。研究显示，八段锦、针刺联合拔罐等中医特色诊疗技术在改善老年肿瘤患者症状方面也有一定作用，可减轻疲乏、疼痛、恶心呕吐、呼吸困难、失眠、食欲减退、便秘、腹泻等症状，并能显著改善抑郁状态。

3.控瘤治疗有效果

中西医整合治疗模式对控制老年肿瘤进展有重要应用价值。多项临床对照研究显示：与单纯化疗相比，中药注射液联合化疗对老年肺癌、老年宫颈癌、老年胃癌等瘤种的疗效显著，提高了疾病控制率，并显著改善细胞免疫功能和患者生活质量。尽管这些研究都采用随机对照设计，但质量参差不齐，纳入病例数也有限，在随机方案、分配隐藏、盲法实施、失访和随访时间及意向性分析等方面存在不足或缺陷，可能导致研究结果的可信度受到一定影响。

4.促进康复

老年肿瘤患者兼具老年人和肿瘤患者的双重特性，康复治疗是针对这一人群病情复杂、多系统功能下降的特点而开展的多学科协作。康复治疗需权衡利弊，以使患者最大程度获益为目标。中医康复治疗包括躯体、心理和社会三方面。以提升患者生活质量为核心的康复治疗是疾病全程生活质量管理的重要内容。对进展期老年肿瘤患者，中医药在缓解躯体症状、减轻心理痛苦和提高社会适应力等方面发挥积极作用。

（四）发展趋势

虽然老年肿瘤患者的中医药治疗方法和手段涵盖了辨证论治、针灸按摩、药物贴敷、药物熏洗等外治法、药膳养生、体质调护、起居饮食调护等中医治疗各领域，且多项研究也显示中西医整合治疗在老年肿瘤不同阶段均能发挥重要作用，但总体来看，老年肿瘤患者的中西医整合治疗模式仍处于探索阶段。

（1）从方法学看，在中医药治疗肿瘤的临床研究领域，西医的循证医学方法被普遍采用，其优势在于群体性研究，而这对于需要辨证施治的中医来说存在很大局限性。探索中医药在肿瘤治疗领域中的作用，应始于方法学研究。

（2）尽管老年肿瘤的中西医整合治疗已得到较广泛应用，但仍未满足临床需求。主要原因在于医务人员和公众对中医防治肿瘤的认知普遍不足，导致中医特色技术在老年肿瘤防治中的实践不足。

（3）针对存在的问题和挑战，加强老年肿瘤治疗领域的中西医整合治疗协作，客观评价中医治疗的作用，利用中医特点和优势、扎实开展临床研究是未来发展的主要趋势。在中西医整合治疗老年肿瘤领域，提倡开展以下几方面工作。

1）按照传统中医的学科发展规律和人才培养特点，结合西医肿瘤诊疗领域的特点和进展来培养青年医师，避免顾此失彼。

2）理智看待中医和西医的本质区别，鼓励建立中西医整合的临床实践和研究协作团队，发挥中西医各自优势，开展高质量创新研究，避免重复性研究。

3）鼓励开展国际合作与交流，发挥我国在这一领域的引领作用。

4）鼓励通过发布指南和共识形式规范老年肿瘤中西医整合治疗和研究。提倡根据老年肿瘤患者的中医治疗需求，开展特色中医治疗，避免千人一面。

5）重视患者教育，引导老年患者客观看待中医作用，不能因为接受中医治疗而拒绝常规治疗，也不能将中医作为西医疗效不佳的被动选择。

二、老年肿瘤中医病因病机、证候要素及治则

中医学认为，老年人的生理特点为形体渐弱、脏腑虚衰、气血阴阳亏虚，故老年肿瘤患者的发病基础以本"虚"为特征。

（一）中医病因病机

1."正虚"是老年肿瘤发病的主要原因

邪不能独伤人，老年肿瘤患者正气亏虚，不能抵御外邪侵袭，从而产生邪实之证，此即"因虚致实"。

2."邪实"是老年肿瘤发展的重要因素

邪毒侵袭、饮食劳倦或七情内伤等，致脏腑功能失调、气血津液运行失常，致瘀血、顽痰、邪毒等病理产物相互搏结，蕴结体内而发肿瘤。癌毒耗散气血津液，使体质渐弱，致使肿瘤进一步发展，此属"因实致虚"。

（二）中医证候要素

老年患者素体阳虚，罹患肿瘤后易寒化伤阳，而虚损又易导致经络及三焦道路失畅，致痰、瘀等病理产物堆积，故多虚中夹实。其中，本虚以气虚、阳虚最为明显，病位以脾肾为主，中医证候以脾肾阳虚、脾胃虚弱、肾气虚衰最为常见；所兼标实则以痰饮、瘀血、阴寒、郁热、癌毒为多见。

（三）中医治则

老年肿瘤患者以虚为本，治疗应以扶正培本为主，控瘤解毒为辅；控瘤不伤正，扶正不留邪为最佳治疗思路；扶正培本应贯穿始终。根据患者虚之所在予以温阳益气、健脾和胃、滋补肝肾；根据邪之特点予以活血化瘀、清热解毒、祛痰逐湿；在注重补益先后天之本（健脾益肾）同时，加强祛邪药应用，起到增效、减毒、改善症状、提高生活质量及延长生存期的目的。

三、老年肿瘤治疗中的中医论治

不同西医治疗阶段的中医治疗，需充分考虑老年体质特点，以最大限度保护正气为主要原则。

（一）围术期

1.辨证论治

以气血亏虚证及脾胃虚弱证为多见。

（1）气血亏虚：神疲乏力，少气懒言，自汗，面色淡白或萎黄，头晕目眩，心悸失眠，肢体麻木，舌淡白，苔薄白，脉弱或虚。

治则：补气养血。

方药：八珍汤、归脾汤。

（2）脾胃虚弱：纳呆食少，神疲乏力，大便稀溏，食后腹胀，面色萎黄，舌淡，苔薄白，脉细弱。

治则：健脾益胃。

方药：补中益气汤、参苓白术散。

2.常见术后并发症

（1）术后疼痛：手术部位疼痛。

治则：行气活血。

针灸取穴：多以疼痛局部与相及脏腑所属筋脉远端穴位配合取穴。

（2）术后胃肠功能紊乱：以气滞湿阻证多见。症见：胃脘胀满，时有疼痛，嗳气吞酸，恶心呕吐，不欲饮食，小便色黄，大便溏泄，舌红，苔白腻，脉滑。

治则：行气化湿。

方药：香砂六君子汤。

（二）放疗阶段

1.辨证论治

以阴虚内热证及气阴两虚证为多见。

（1）阴虚内热：干咳无痰，口干舌燥，五心烦热，或日晡潮热，盗汗，大便干结，小便短赤，舌红或绛，可见裂纹，苔花剥，或光绛无苔，脉细数。

治则：清热养阴，滋阴降火。

方药：百合固金汤、麦门冬汤。

（2）气阴两虚：神疲乏力，少气懒言，干咳少痰或痰中带血，胸闷气短，面色淡白，舌淡红或红，苔白干或无苔，脉细或细数。

治则：益气养阴。

方药：生脉饮。

2. 放疗相关副反应

（1）放射性肺炎：咳喘，胸闷，气短，口干咽燥，干咳无痰，或痰黏难咯，或伴咯血，五心烦热，舌红，少苔，脉细。

治则：清热养阴。

方药：沙参麦冬汤。

（2）放射性口腔黏膜炎：口干口渴，灼热不适，口疮红肿疼痛，五心烦热，舌红，少苔，脉细数。

治则：清胃益气养阴。

方药：益胃汤。

（3）放射性肠炎：腹痛，腹泻，里急后重，甚则便血，恶心，呕吐，消瘦，乏力，纳差，舌淡，苔薄白，脉虚。

治则：补中益气，升阳止泻。

方药：补中益气汤。

（三）化疗阶段

1.骨髓抑制

多见气血两虚证。症见：面色淡白或萎黄，唇甲淡白，神疲乏力，少气懒言，自汗，或肢体肌肉麻木，舌淡，苔少，脉虚细而无力。

治则：益气养血。

方药：人参养荣汤。

2. 消化道反应

多见脾胃气虚证。症见：胃脘饱胀，食欲减退，恶心呕吐，腹胀或腹泻，舌多胖大，舌苔薄白、白腻，脉沉细。

治则：补气健脾。

方药：参苓白术散。

3. 心脏毒性

多见气阴两虚证。症见：体倦乏力，口干舌燥，潮热盗汗，五心烦热，或见喘促短气，咳呛痰少质黏，舌红，苔薄，脉细数。

治则：益气养阴。

方药：炙甘草汤。

4. 周围神经毒性

多见气虚血瘀证。治以化瘀通痹，方药：黄芪桂枝五物汤。

（四）靶向治疗阶段

1.皮疹

以风热证、湿热证、血热证多见。

（1）风热证：皮疹呈风团状，鲜红灼热，遇热加重，得冷则减，伴有发热恶寒，咽喉肿痛，舌红，苔薄白或薄黄，脉浮小数。

治则：益气养阴，祛风解毒消疹。

方药：消风散、五味消毒饮。

（2）湿热证：皮疹为红斑、丘疹、风团、水疱，甚则糜烂渗液，表皮剥脱，伴灼热剧痒，口干，大便燥结，小便黄赤，或有发热，舌红，苔白或黄，脉滑或数。

治则：清热利湿。

方药：龙胆泻肝汤、四妙勇安汤。

（3）血热证：皮疹鲜红或紫红，甚则为紫斑、血疱，灼热痒痛，伴高热，神志不清，口唇焦躁，口渴不欲饮，大便干结，小便短赤，舌红绛，苔少或镜面舌，脉洪数。

治则：清热凉血，解毒护阴。

方药：清营汤。

2.腹泻

以脾气亏虚、脾肾阳虚证多见。

（1）脾气亏虚：大便时溏时泻，迁延反复，稍进油腻食物，则大便溏泄，或完谷不化，伴食少纳呆，脘闷不舒，面色萎黄，倦怠乏力，舌淡，苔白，脉细弱。

治则：理气健脾祛湿。

方药：参苓白术散。

（2）脾肾阳虚：神疲乏力，腰膝下腹冷痛，久泻久痢，或五更泄泻，完谷不化，或全身浮肿，形寒肢冷，面色㿠白，小便不利，舌淡胖，苔白滑，脉沉迟无力。

治则：温补脾肾。

方药：桂附理中丸。

（五）免疫治疗阶段

老年肿瘤免疫治疗相关不良反应的中医辨证论治尚无太多研究证据。皮疹常见，临床以湿热蕴结证多见。治以清热利湿，祛风止痒。方药：龙胆泻肝汤。

（六）单纯中医治疗阶段

对于身体状况较差，不能接受西医抗肿瘤治疗的患者，可采用纯中医方法治疗。临床采用病证结合辨治，以扶正攻邪、攻补兼施为治疗原则，运用中医内服与外治的综合治疗方法。

（1）气滞痰凝证：治以行气解郁、化痰降逆，方选逍遥丸或越鞠丸。

（2）湿热郁毒证：治以清热利湿、解毒散结，方选龙胆泻肝汤。

（3）瘀毒内阻证：治以活血化瘀、理气散结，方选血府逐瘀汤。

（4）脾气亏虚证：治以补虚扶正、健脾益气，方选补中益气汤。

（5）肾气虚弱证：治以温补肾气，方选肾气丸。

（6）气血双亏证：治以益气养血、扶正控瘤，方选八珍汤。

四、常见症状的中西医结合治疗

老年肿瘤患者的常见症状包括疲乏、失眠、厌食、便秘、疼痛等，这些症状常互为因果、伴随出现，严重影响生活质量及治疗信心。

（一）疲乏

中医学将疲乏归于"虚劳"范畴。病机为正气不足，以脾、肾、肺虚弱为主，治以补益脾肾、益气养血为主。

1.辨证论治

（1）脾气亏虚：面色萎黄，语声低微，气短乏力，食少便溏，舌淡，苔白，脉虚弱。

治则：补气健脾。

方药：补中益气汤。

中成药：参芪扶正注射液、补中益气丸。

（2）肾阳虚衰：倦怠乏力，少气畏寒，腰膝酸痛，面色苍白，舌淡，苔薄白，脉沉。

治则：温阳补气。

方药：保元汤。

中成药：参附注射液、正元胶囊。

（3）气血双亏：气短自汗，面色萎黄，头晕目眩，四肢倦怠，气短懒言，心悸怔忡，舌淡，苔薄白，脉细弱或虚大无力。

治则：益气补血。

方药：归脾汤或人参养荣汤。

中成药：参一胶囊、八珍颗粒。

（4）肺气不足：神疲乏力，声音低怯，咳喘气短，自汗畏风，易感外邪，舌淡，苔白，脉沉细。

治则：补肺健脾。

方药：补肺汤。

中成药：参苓白术散。

2.中医外治

（1）针灸：穴位选择以足三里、内关、命门、关元、血海等为主。

（2）足浴：以健脾益肾为组方原则。

（二）失眠

中医将失眠归于"不寐"范畴。以阴虚神扰为主要病机，治以养阴安神、滋阴潜阳。

1.辨证论治

（1）心肝血虚：虚烦失眠，心悸不安，头目眩晕，两目干涩，视物模糊，咽干口燥，舌淡，苔白，脉弦细。

治则：补益心肝。

方药：酸枣仁汤。

中成药：枣仁安神液。

（2）心脾两虚：失眠多梦，心悸健忘，神疲食少，头晕目眩，伴四肢倦怠，面色少华，舌淡，苔薄，脉细无力。

治则：健脾益气，养心安神。

方药：归脾汤。

中成药：归脾丸。

（3）心肾阴虚：失眠（入睡困难，眠浅易醒，早醒）多梦，心悸心烦，伴头晕，耳鸣，健忘，口干津少，腰膝酸软，舌红，少苔，脉细而数。

治则：交通心肾、滋阴安神。

方药：孔圣枕中丸。

中成药：交泰丸、百乐眠胶囊。

2.中医外治

（1）针灸：选穴百会、四神聪、神庭、安眠、内关、三阴交等。

（2）穴位贴敷：选穴以肾经、心经、肝经上的穴位为主。贴敷用药以吴茱萸、肉桂和酸枣仁等单药或辨证组方。

（3）耳穴：取穴以神门、皮质下、心、肝、肾、交感及脑点为主。

（4）穴位按摩：运用推、拿、按、揉等手法刺激涌泉穴、三阴交、太溪穴等穴位。

（三）厌食

中医病机为脾气亏虚，治疗以健脾益气为原则。

1.辨证论治

（1）脾虚湿阻：纳食不香，口中黏腻无味，厌油腻，肢体困倦而重，或头重如裹，脘腹胀满，大便溏而不爽，舌淡，苔白腻，脉滑。

治则：健脾化湿。

方药：香砂六君子汤。

中成药：枳术丸、香砂养胃丸。

（2）脾胃虚弱：不思饮食，食欲减退，甚至不知饥饿，食后腹胀痞满等症，舌淡，苔薄白，脉弱。

治则：健脾理气。

方药：四君子汤。

中成药：健胃消食片。

（3）胃阴不足：食欲不振，饥不欲食，伴有口渴喜饮，唇红口干，大便干结，小便短少，舌红，少苔，脉细或细数。

治则：滋阴养胃。

方药：益胃汤。

2.中医外治

（1）针灸：选穴以关元、足三里、三阴交、中脘、神阙等为主，根据虚实寒热分证论治。

（2）耳穴：刺激脾胃、神门、皮质下等诸穴位，功能健脾益气、消食和胃。

（四）便秘

中医病因多与老年久病、元气亏损、气血不足、失于润养有关，或情志不舒、饮食积滞、气机郁滞、传导失职而致。

1.辨证论治

（1）中气不足：虽有便意，但排便困难，汗出气短，便后乏力，神疲懒言，舌淡，苔白，脉弱。

治则：补益中焦、升清降浊。

方药：补中益气汤。

中成药：芪蓉润肠口服液。

（2）脾肾阳虚：排便困难，腹中冷痛，四肢不温，小便清长，舌淡，苔白，脉沉弱。

治则：温补脾肾。

方药：济川煎。

中成药：便通胶囊。

（3）阴虚肠燥：大便干结，口渴喜饮，皮肤干燥，舌红，苔燥，脉弱。

治则：滋阴润肠。

方药：增液汤合润肠丸。

中成药：麻仁润肠丸、通便灵胶囊。

（4）气机郁滞：大便干结，或不甚干结，欲便不得出，或便而不畅，肠鸣矢气，腹中胀痛，胸胁满闷，嗳气频作，饮食减少，舌暗，苔薄，脉弦。

治则：顺气导滞。

方药：六磨汤。

中成药：四磨汤口服液。

2.中医外治

（1）针灸：穴位选择以天枢、足三里、中脘、支沟、上巨虚、下巨虚、三阴交、阴陵泉等为主。

（2）穴位贴敷：选择以神阙、天枢、气海、关元为主；临床可采用单味药、药对或组合用药，使用醋、茶或精油等溶剂调配外敷。配合热奄包效果更佳。

（3）耳穴：主穴可取大肠、三焦、脾、腹、皮质下，配穴可取肺、乙状结肠；虚秘者配脾胃、肾等穴。

（4）穴位按摩：通过腹部穴位刺激，达到通腑泻实、滋阴通便的作用，取穴为中脘、左右天枢及神阙。

（五）疼痛

"不荣"则痛为主要病机，采用益气养血、调和阴阳、甘温缓急等治法。

1.辨证论治

（1）气滞血瘀：治以行气活血，方选血府逐瘀汤。中成药：血府逐瘀口服液（胶囊）、元胡止痛片等。

（2）寒凝血瘀：治以温经通络，方选加味乌头汤，中成药：草乌甲素片。

（3）气血亏虚：治以补益脾肾、益气养血，方选归脾汤和芍药甘草汤，中成药：参芍片等。

2.中医外治

（1）针灸：选穴以足三里、合谷、阿是穴、三阴交和内关为主，可配以五输穴、合穴、下合穴。

（2）其他：如穴位贴敷、耳穴压豆等多种中医外治法。

五、中医特色康复治疗

（一）基本原则

中医康复采用以中医辨证施药为主导，配合针灸理疗、辨证施膳、辨证施乐等中医整合模式，与现代医学技术和手段相结合的康复管理方式，有计划地参与老年肿瘤治疗的各个阶段。

（二）营养康复

1.原则与方法

（1）手术后：老年患者术后常呈现正气虚损及脾胃虚弱的证候，此时中医食疗应以扶助正气、补益脾胃为主，如山药薏仁粥、茯苓大枣粥、八宝粥等。

（2）化疗期间：中医食疗应以理气和胃、降逆止呕为主。饮食宜清淡怡口，药膳如鲜藕姜汁粥、鲜芦根汤等。

（3）放疗期间：中医食疗应以养阴生津为主，如百合山药粥、秋葵粥。

2.饮食发物禁忌

"发物"通常泛指辛辣、燥热、生冷、肥甘厚味的食物。肿瘤既非过敏性疾病，也非传统意义上的疮疡肿毒，没有证据表明"发物"会引起肿瘤的复发转移。肿瘤患者能否食用"发物"应遵循因人、因时、因病制宜的原则综合考量。应加强宣教，摒弃落后甚至错误的认知，避免由此导致营养不良。

（三）心理康复

全面评估后运用中医情志学说，结合西医心理疗法，强调在形神共养的原则下，根据个体情况选择适宜的中医心理康复方法，以达"恬淡虚无，真气从之，精神内守，病安从来"的状态。

运用中医七情辩证法则进行辨证施治，如柴胡疏肝散、逍遥散等疏肝健脾或八珍汤、归脾汤等补益心脾方剂，还可酌情加减补肾开窍类中药。中医外治法（如针灸、贴敷、推拿等）、中医情志疗法（如五行音乐疗法、修身养性疗法等）和中医健身功法（如五禽戏）有助于老年患者的心理康复。

（四）具有中医特色的康复治疗

1.针灸理疗

针灸通过对机体局部的温热刺激，达到增强局部血液循环和淋巴循环，缓解和消除平滑肌痉挛等作用。老年患者脏腑功能衰减、脾胃虚弱，中药膳食难以充分吸收，针刺调理脏腑、扶正培本的腧穴，可调动患者自身正气，促进膳食及药物的吸收。针灸在治疗癌痛、放化疗后产生的消化道副反应及骨髓抑制等方面，都有显著疗效。

2.辨证施乐

控瘤治疗期间合理运用中医五行音乐疗法，有助于减少焦虑、抑郁等不良情绪。《内经》将五音按五行进行分类，并与脏腑、经络相联系。五行音乐疗法遵循五行相应法、五行相生法、五行相胜法的治疗原则，根据患者的生理和心理状态，对患者的体质和病理状态进行辨证，结合主观诉求，制定合理的音乐治疗方案，并进行动态辨证及方案调整。如肿瘤在肝胆，可选用"角"调式乐曲，如《春之声圆舞曲》《江南好》；当患者出现肝血亏虚，可选择"羽"调式音乐，取"金生水"之意，如《梅花三弄》《船歌》；当患者肝气过旺，可根据"金克木"原则，选择"商"调式乐曲以佐金平木，如《将军令》《黄河》。如肿瘤在肾，可选择"羽"调式乐曲，如《江河水》《二泉映月》等；老年肿瘤患者多久病及肾，肾气亏虚，不能制水，水气泛溢，根据"土克水"的原则，可选用"宫"调式乐曲以培土制水，如《春江花月夜》《平湖秋月》等。

3.其他中医特色康复疗法

穴位按摩、耳穴压豆、太极拳、气功及八段锦等中医特色疗法亦可协助身心放松、有效促进恢复，在老年肿瘤康复治疗中发挥有益作用。

第六章

老年肿瘤的器官保护

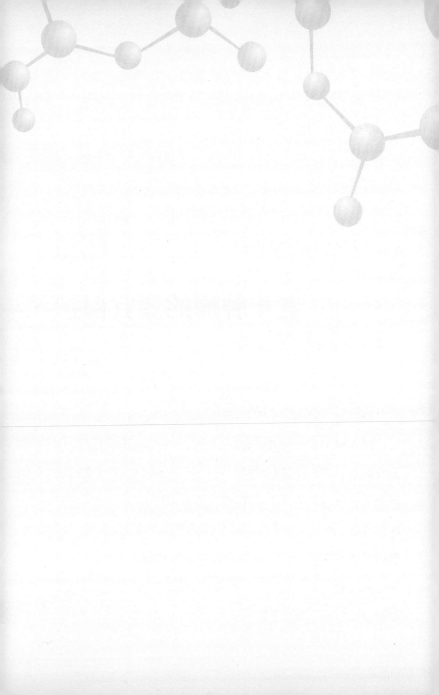

老年肿瘤器官防护要求以"整合"为宗旨，实施"一心两面三防护"：以患者为中心；充分考虑老年脏器功能和肿瘤两方面特点，做好三级防护。一级防护要求"全"，即全面评估，全因预防；二级防护注重"早"，即及早发现，尽早干预；三级防护紧扣"准"，即精准诊断，标准治疗。对于多病因、多脏器的老年肿瘤器官损伤，需多学科协作进行全面的器官保护，分析问题要由表及里、由此及彼，以维持老年脏器功能"牵一发而动全身"的脆弱平衡，将"整合医学"理念贯穿始终。

一、老年器官功能改变、肿瘤损伤及保护要点

（一）心血管系统

1. 老年心血管系统功能改变

增龄会伴随进行性心脏结构改变和功能下降。老年人心肌细胞凋亡、自噬能力降低、胶原蛋白积聚等因素致舒张功能障碍、射血分数降低，瓣膜功能异常及传导阻滞等称为心脏老化。与之伴行的是血管老化，如血管内膜增厚、平滑肌细胞肥大、胶原纤维含量增加、血管脉搏波传导速度增加，导致中心动脉压和收缩压升高、血管功能衰退、血管钙化等异常。因而，老年心血管器官储备能力和应激能力均下降。

2.肿瘤对老年心血管器官的损伤

老年心血管系统原发肿瘤较少见，心脏肿瘤50%为良性黏液瘤，极少数为恶性黏液肉瘤，瘤体表面血栓易脱落，猝死发生率为5%~8%；肿瘤侵犯心包可引起心包积液、心包填塞等致命损伤；老年、肿瘤及控瘤药所致凝血机制异常会增加静脉血栓风险，发病率高达4%~20%，老年恶性肿瘤深静脉血栓患者死亡风险是非深静脉血栓患者的3.26倍；功能性神经内分泌瘤释放的儿茶酚胺会加重老年心血管系统的器官损伤；老年肿瘤患者常合并营养不良、癌痛、失眠、焦虑、代谢紊乱等，会致心脏自主神经功能障碍而诱发心律失常；恶液质、水钠潴留及炎症反应等可诱发心衰；肿瘤相关生物学作用或治疗所产生的理化效应可致肿瘤相关缺血性卒中，2020年 *Neurology* 发表的荟萃分析纳入1000万病例，结果显示与非瘤组相比，肿瘤组存活者卒中相对风险为1.66。

3.老年肿瘤心血管系统损伤的特点

（1）共同病因：心血管疾病和肿瘤具有很多共同危险因素，比如肥胖，脂肪组织产生的IL-6等细胞因子，不仅会导致高血压，还可抑制瘤细胞凋亡，刺激肿瘤血管新生；血管紧张素 Ⅱ 刺激血管内皮生长因子生成，不但会引起心血管系统损伤，也会促使体内肿瘤的发生和发展。针对50万例代谢综合征随访12年的研究提示，血压每升高 10 mmHg，男性肿瘤死亡风险增加12%，女性增加 6%。越来越多的研究证实：肥胖、高血糖、血脂异常、高血压及高尿酸血症等代谢综合征是老年心脏疾病发生的危险因素，也与恶性肿瘤有直接或间接关系。

（2）预后不良：心血管疾病和肿瘤是老年人最主要的两大死亡原因。随着肿瘤早期诊断和治疗技术不断进步，患者生存期明显延长，控瘤药导致的心脏毒性已成为肿瘤长期生存者的第二大死因。心肌损伤、心衰、冠脉疾病、心律失常、血栓栓塞性疾病及脑卒中均会带来突发的致命危害。

4.器官保护策略

鉴于老年心血管系统的上述特点，在罹患肿瘤后要积极防护，建议进行"共因评估、分层管理"，在制定控瘤治疗方案之前，先权衡心血管系统疾病和肿瘤的死亡风险。

（1）一级防护

评估危险因素：心血管疾病和肿瘤存在共同危险因

素，需要进行全方位生活方式干预。对合并不可变高危因素者，如种族、性别、年龄、遗传等，要同时监测心血管系统器官功能和肿瘤发生；对可变因素如吸烟、肥胖、久坐、高血压、糖尿病等要进行积极干预，改善生活方式，降低老年肿瘤患者心血管系统器官的损伤和肿瘤的发生。

多学科制定方案：建立跨学科整合医疗团队，共同制定适合老年患者的个体化诊疗方案，建议团队包括肿瘤专科（如肿瘤内科、肿瘤外科、放疗科）、病理科、心血管内科、老年医学科、其他共病科室等；最大限度保护器官功能，提高治疗耐受性和安全性。

（2）二级防护：通过整体评估，对心血管系统功能、肿瘤负荷、共病、治疗意愿等进行综合评价和分层，制定个体化筛查方案，以期早发现和早处理。按照无创、便利、经济优先原则，完善心电图、血压监测、心脏彩超、心肌酶、血栓性疾病等相关检查，并根据专科意见加以补充。

（3）三级防护：老年心血管系统疾病和进展期肿瘤都属于不可治愈性疾病，均需全程管控。控制肿瘤进展同时，要动态了解器官功能变化，权衡利弊并及时调整诊疗方案。2015年胡荣发表的"痊愈的肿瘤患者又面临心脏病威胁"一文指出,肿瘤患者乃至肿瘤痊愈患者可能会在多年后再面临心血管系统的威胁。建议长期以至终身随访是避免不良结局的重要环节。

（二）呼吸系统

1.老年呼吸系统功能改变

老年人咽部肌肉衰弱、喉软骨骨化致上气道阻力增加、喉部气道保护作用减弱;胸壁顺应性降低、呼吸肌功能减退;气管直径缩小、小气道塌陷等因素使气道阻力增大;支气管免疫力降低致肺部感染概率增加;老年肺血管和肺循环出现胶原纤维与弹力纤维比例失衡而致管壁增厚、僵硬,加重肺泡通气/血流比例失调,影响静息肺血管压力和血流动力学;老年人常合并慢性心衰,也严重影响呼吸功能;咽反射减弱、吞咽障碍,容易出现进食呛咳和显性误吸,夜晚睡眠时会发生食管反流和隐性误吸,住院的老年肺炎病例中,约70%为误吸导致的吸入性肺炎,成为老年呼吸系统损伤死亡的重要原因。

2.肿瘤对老年呼吸系统的损伤

呼吸系统是老年肿瘤最易发生的部位,原发性支气管肺癌占恶性肿瘤发生率和死亡率第一位，我国肺癌发病及死亡的高峰均为75岁左右。

肺部原发或转移瘤都会因解剖结构的破坏直接损伤呼吸系统，如中心型肺癌易致气道阻塞或肺不张；肿瘤浸润引起肺部癌性淋巴管炎、胸腔积液等。肺外原发肿瘤可能间接损伤呼吸系统，如老年肺外肿瘤因高凝状态致四肢深静脉血栓继发肺动脉栓塞等，有研究报告：16.7%进展期胃癌患者会发生肺部的肿瘤血栓性微血管病。

3.老年肿瘤呼吸系统损伤的特点

（1）症状隐匿：老年人常伴程度不等的认知功能减退，近记忆力减退，肿瘤引发的症状常被忽略；老年人对疼痛的感知能力下降，肺癌胸痛的比例较低；咳嗽反射减退和排痰能力减弱，咳嗽症状常不明显，因此只有15%~20%老年肺癌患者主述有咳嗽或胸痛等典型症状。建议结合老年患者症状与器质损伤程度不成正比的特点，应从主观症状和客观检查两方面仔细评估病情。

（2）病因复杂：老年患者呼吸系统的生理功能减退，共病及合并用药等因素均可损伤呼吸系统。如老年慢阻肺合并肺癌，加重气道狭窄、阻塞、缺氧和肺部感染风险；营养不良也会损害呼吸系统结构，导致肺通气/血流比例失衡，降低肺免疫防御功能，影响肺组织的损伤修复，致呼吸功能不全。建议应从基础病及肿瘤两个层面综合考虑病情，注意鉴别诊断。

（3）确诊困难：呼吸系统损伤的诊断性检查在老年肿瘤患者中难以全面开展，如体弱或认知障碍者较难配合肺功能检查、严重肺纤维化者穿刺活检的气胸风险增加、心功能不全和高龄老人不能耐受气管镜检查等。建议区分必要检查和次要检查，根据病情和耐受性合理安排。

4.器官保护策略

鉴于上述老年呼吸系统结构和功能特点，在罹患肿瘤后要以整合医学观念，按照"全面评估、早诊早治、精准处理"原则施行器官保护措施。

（1）一级防护：①预防感染：重视呼吸系统锻炼，尤其要防止吸入性肺炎，例如进食抬高上身至少30度，维持20~30分钟，防止食物反流，对易呛咳的患者建议进食稠糊状食物；翻身叩背，促进痰液排出；及时清理口腔食物残渣，进行口腔护理，保持口腔卫生；避免长时间卧床等造成坠积性肺炎；避免与呼吸系统感染者

（如新冠病毒、流感病毒、肺部感染患者等）直接接触；注意手卫生、注意通风以保持室内空气清洁，保持合适的室内温度和湿度，注意消化道和呼吸道废弃物处理，避免社区交叉感染；提倡老年肿瘤患者适时接种预防呼吸道感染疫苗，例如老年人和肿瘤患者均是感染新冠病毒后引发重症的危险人群，2022年11月29日，国务院联防联控机制印发《加强老年人新冠病毒疫苗接种工作方案》，要求加快提升80岁以上人群接种率，继续提高60~79岁人群接种率。老年肿瘤患者的疫苗接种建议因人施策，最大限度让老年患者从中获益。②调整生活状态：戒烟限酒；加强慢性基础病的管理和用药咨询；特别重视老年人营养问题，合理膳食，参照《2022老年人营养不良防控干预中国专家共识》，规范营养筛查，进行全面营养评估，制定个体化营养支持计划。③建议权衡肿瘤诊断性检查方法的风险和获益，特别是长期吸烟、有粉尘接触史、合并慢阻肺、肺大泡、肺气肿、肺纤维化、肺部间质增生等疾病的患者，以避免相关损伤。

（2）二级防护：建议采用呼吸系统损伤风险的评估量表进行功能评估，例如常用肺炎严重指数（pneumonia severity index，PSI）评估肺炎的风险，Ⅰ级低危（<50岁，无基础疾病）、Ⅱ级（≤70分）和Ⅲ级（71~90分）；Ⅳ级中危（91~130分）；Ⅴ级高危（>130分）；慢阻肺可通过慢阻肺筛查问卷进行筛查，并将患者分层进行个体化监测。

如因控瘤需要，拟行呼吸系统器官损伤风险较高的诊疗方案，应在治疗前充分评估耐受性和预后，合理药物预防，治疗后监测发热、胸痛、咳嗽、咳痰、胸闷、气短等症状，分析诊疗相关性，及时调整治疗方案并处理症状。

（3）三级防护：对已发生呼吸系统损伤的老年肿瘤患者，应做出明确诊断，积极纠正导致损伤的可逆因素，注意维护功能和生活质量。

（三）消化系统

1.老年消化系统功能改变

消化系统具有良好的功能储备，衰老对消化系统的影响相对较小。老年人口腔黏膜角化程度高、口腔感觉功能下降、唾液腺分泌减少、牙周萎缩及牙齿缺失等，致食物咀嚼和初步处理能力降低；食管继发和原发蠕动减弱、食管上下括约肌压力降低等，致胃食管反流风险增加，食管对反流物的清除能力下降；胃排空及容受性扩张下降、胃黏液细胞减少、胃黏膜前列腺素分泌降低，胃黏膜-碳酸氢盐屏障功能减弱；小肠乳糖酶水平下降，对乳制品的耐受性下降；小肠细菌过度生长的发生率增加，影响维生素 B_{12}、铁剂和钙质等营养素吸收；结肠转运功能稍有下降、直肠容受性收缩能力降低，加上老年人运动减少，因此便秘发生率增加；胆总管发生不同程度的扩张、胆囊体积缩小、胆囊壁增厚、胆囊平滑肌收缩能力减低，导致胆囊排空能力下降；胰腺体积缩小、脂肪浸润增加、纤维组织增生，导致胰腺内分泌功能（如：胰岛素、生长激素释放抑制激素、胰高血糖素、血管活性肠肽等）和外分泌功能（如：淀粉酶、蛋白酶、碳酸氢盐等）均降低；老年人肝脏体积缩小、血流灌注减少、肝脏免疫细胞吞噬、清除能力下降，肝脏代谢功能降低，对应激的耐受能力减弱。

2.肿瘤对老年消化系统引起的损伤

我国老年消化系统肿瘤总发病和死亡人数最多。消化系统原发肿瘤的损伤包括肿瘤占位导致的梗阻，如胆管和胰腺肿瘤引起的梗阻性黄疸等；其次是肿瘤局部浸润导致的出血、穿孔等损伤；肿瘤还会导致消化腺功能受损，如胰腺癌导致的胰腺炎、糖尿病；肝脏血供丰富，是最容易出现转移瘤的脏器，老年人肝脏代谢、储备、再生等能力下降，多发肝转移的老年患者更易出现肝损伤。

老年非消化系统肿瘤，常导致食欲减退、进食减少、电解质紊乱等并发症，从而影响消化系统功能；卧床、疼痛等问题会加重消化系统功能恶化；肿瘤伴发的副瘤综合征会导致腹泻、呕吐等症状，影响患者的营养和体能状态。

3.老年肿瘤消化系统损伤的特点

（1）发病率高：我国老年肿瘤发病率前5位依次为肺癌、胃癌、食管癌、肝癌、结直肠癌，消化道肿瘤患病人数最多。全身各系统肿瘤都会影响消化系统，例如厌食几乎是所有肿瘤的共同症状。对老年肿瘤极易引发消化系统功能异常的问题要予以重视，并进行主动评估和积极干预。

（2）症状复杂：消化系统是体内拥有最多脏器的系统，器官损伤可发生在各个部位，定位和定性都有一定困难。肿瘤或治疗相关的脏器损伤早期症状与老年生理状况常不易区分，例如食欲减退、腹部不适或疼痛、排便习惯改变等。增龄对老年人消化系统的影响与肿瘤相关损伤互相叠加，处理更为复杂，极易漏诊和误诊。建议老年患者出现消化系统症状时，要结合病史、体格检查、影像学资料、共病和肿瘤及控瘤治疗综合考虑，注重鉴别诊断。

4.器官保护策略

消化系统器官损伤在老年肿瘤中难以规避，且消化系统功能复杂，损伤后表现多样，因而对器官保护提出更高的要求。

（1）一级防护：①主动营养筛查及饮食摄入评估：老年肿瘤患者早期的营养不良处于机体功能维持与缺损的平衡期，不易被发觉，建议要主动进行营养风险筛查，建议筛查工具包括：营养风险筛查（nutrition risk screening，2002；NRS 2002）和营养不良通用筛查工具（malnutrition universal screening tool，MUST）。营养不良评估工具有主观整体评估（subjective global assessment，SGA）等量表。营养不良是一个动态发展的过程，营养风险筛查及营养评估应贯穿全程，及时给予有效的干预措施非常重要。②调整饮食和生活习惯：保护牙齿，细嚼慢咽，减轻胃肠道负担；适当摄取膳食纤维，保持大便通畅；少量多餐，保持心情舒畅和积极的情绪，精神焦虑、抑郁等可引起胃肠功能紊乱；适度锻炼和体力劳动可以促进食物的消化和吸收。老年肿瘤患者营养不良治疗应满足能量、蛋白质、水及微量元素的目标需求量，调节异常代谢、改善免疫功能。老年消化道肿瘤患者的营养素补充推荐如下：能量 20~30 kcal / (kg·d)，蛋白质 1.0~2.0 g / (kg·d)；非蛋白热卡/氮比例为 (100~150) /l。注重消化系统相关共病的治疗，为控瘤治疗提供较好的功能状态。

（2）二级防护：分析消化系统器官损伤的风险因素，个体化监测症状变化，完善查体及相关检查。所有控瘤治疗都会直接或间接影响消化系统，应在治疗和随访期监测新发消化系统症状，找出病因，及时调整治疗方案并处理症状。与控瘤治疗相关的消化道症状不仅引起营养失调、代谢紊乱，还造成患者精神紧张、焦虑，降低治疗依从性，甚至中断治疗、影响生存期。为避免治疗相关性消化系统损伤，应注重预处理用药。

（3）三级防护：对于消化系统损伤的患者，应做出明确诊断，及早纠正和治疗，老年医学、消化内科和营养专科会诊有助于改善症状、减轻损伤带来的不良后果。

（四）神经系统

1.老年神经系统功能改变

老年人自由基蓄积和线粒体衰老、蛋白质变性、遗传因素、细胞凋亡和自噬异常、神经递质失衡等因素会引起中枢神经系统衰老，也称脑老化。老年人的丘脑-垂体系统发生退行性改变，导致应激能力减弱；代谢紊乱引起动脉硬化及高血压等所致的脑血管老化，会使脑血流量与氧代谢率降低、神经生理功能减退，表现为记忆、语言、理解等认知功能减退；脊髓前角运动神经元丢失，加之肌肉质和量的下降，表现为动作迟缓、平衡障碍、易跌倒；四肢感觉和位置觉减退；听觉、嗅觉及味觉下降；自主神经功能减退可出现排尿障碍、胃肠道功能失衡等全身器官功能障碍。

2.肿瘤对老年神经系统引起的损伤

老年神经系统原发肿瘤如中枢原发性淋巴瘤、胶质瘤的发生率较低，但转移瘤很常见，导致中枢神经系统损伤；肿瘤局部浸润和压迫也可致周围神经受损。

老年肿瘤患者并发的疼痛、焦虑、抑郁等问题，会致自主神经功能紊乱，引起失眠、血压异常等问题；肿瘤相关贫血、脱水和维生素缺乏会对神经系统造成损伤。小细胞肺癌、卵巢癌、胃癌、乳腺癌等通过远隔效应引起神经系统发生功能障碍，称为神经系统副瘤综合征，主要为血管周围间隙的炎症细胞浸润，可累及中枢神经系统、周围神经系统及神经肌肉接头和肌肉，出现相关症状。血清及脑脊液中抗 Hu 抗体、抗 Yo 抗体的检出可辅助诊断。

3.老年肿瘤对神经系统引起损伤的特点

（1）症状复杂：神经系统是受衰老影响最大的系统之一。老年人常见记忆力减退、视力下降、听力减退、嗅觉和味觉障碍、动作缓慢、平衡障碍、跌倒等症状，多种症状一般合并出现，表现为脑脊髓炎、视神经炎、边缘叶脑炎、感觉神经元病、感觉运动神经病、亚急性小脑变性、自主神经病、舞蹈病、僵人综合征、小脑性共济失调等特征，与肿瘤神经系统损伤表现并无差别。建议要重视询问老年肿瘤患者的既往病史，分析老年肿瘤神经系统器官损伤的临床表现，注意损伤的定性和定位，动态观察病情变化。

（2）交流障碍：老年认知功能减退，记忆力受脑衰老影响最为严重，还可出现明显语言障碍、人格改变及精神行为异常等，影响患者自己对症状的认识和描述，极易漏诊。建议对患者和照顾者进行面对面问诊，准确全面掌握其病情发生发展过程。

4.器官保护策略

（1）一级防护：提高对老年肿瘤神经系统器官损伤的警惕性。积极纠正和逆转可变危险因素如高血压、糖尿病、血脂异常、心脏病、吸烟和饮酒等。康复锻炼、适当的物理治疗和作业治疗等可提高体力、平衡、协调和行走能力；增加老年患者的社会交往有助于维护认知和语言功能。

（2）二级防护：肿瘤负荷未必与其症状和体征成正比，鉴于老年神经系统器官衰老且症状复杂，要注意动态观察，及早发现老年肿瘤引起神经系统的器官损伤，及时治疗。病史和查体、实验室检查、影像学检查、神经功能量表评估都是可选的诊断方法。

（3）三级防护：老年患者因肿瘤或控瘤治疗引起神经系统器官损伤，应准确评估、诊断和个体化治疗，具体内容参见CACA器官保护章节诊疗方法。

（五）内分泌系统

1.老年内分泌功能改变

老年人内分泌腺体重量减轻、结缔组织增生、血液供应下降导致激素分泌减少，如老年人促性腺激素、生长激素、促甲状腺素、褪黑激素和促肾上腺皮质激素的脉冲式分泌和昼夜节律、幅度都不如年轻人活跃；此外，靶器官对激素的敏感性下降，如发生胰岛素抵抗等。

2.肿瘤对老年内分泌器官的损伤

主要表现在两方面：一是肿瘤或控瘤治疗对内分泌器官的损害导致功能减退，二是功能性肿瘤引起功能亢进。例如垂体瘤常引起垂体功能减退，功能性垂体肿瘤则导致肢端肥大和库欣综合征；肾上腺肿瘤会导致肾上腺皮质功能不全和库欣综合征。虽然机制与中青年肿瘤器官损伤一致，但激素紊乱在老年患者中引起的症状及预后更差。

3.老年肿瘤内分泌器官损伤的特点

起病部位隐匿，临床表现不典型，如乏力症状，为呼吸系统、循环系统和内分泌系统等各系统疾病的共同症状。建议结合老年肿瘤的部位、生物学特性，提高对内分泌器官损伤的筛查意识，影像检查与功能性检测并重。

4.器官保护策略

（1）一级防护：老年内分泌系统肿瘤相关损害的临床表现隐匿，因此要重视老年相关内分泌疾病的控制，例如糖尿病患者要加强生活方式宣教，合理控制血糖，避免低血糖，疑似脑卒中或痴呆时要注意鉴别有无低血糖或肿瘤发生。控瘤治疗相关性内分泌系统器官功能损伤，要做好基线评估，治疗期间定期复查，形成常态监测模式。

（2）二级防护：老年内分泌器官的退行性生理状态，在合并肿瘤时可能给机体造成更多损伤。因而，各种基础病在病情变化时应结合老年生理特点早期、积极、谨慎处理，例如老年人甲状腺功能减退替代治疗应从小剂量开始，监测甲功并进行调整。及早诊断、及早处理，把握平衡，避免引发严重不良事件，为控瘤治疗准备良好器官功能条件。

（3）三级防护：老年肿瘤患者出现内分泌系统器官功能损伤，要按照危急程度进行专科规范治疗；控瘤治疗引起的器官损伤需要多学科综合诊疗。

（六）血液系统

1.老年血液系统功能改变

血液系统会发生增龄性衰老改变，骨髓中造血的红骨髓容量减少、造血干细胞数量减少和质量下降；血红蛋白水平下降；红细胞的细胞膜和胞质成分发生改变，生物学功能也发生变化，如细胞渗透脆性增加、抗机械作用能力下降，导致红细胞碎裂或渗透性溶解等；衰老白细胞对微生物的趋化性、吞噬性及杀伤性均下降；此外T、B细胞数量和功能的变化会引起细胞和体液免疫能力下降，使老年人易发生呼吸道、泌尿系等部位感染；由于骨髓粒细胞储备降低，白细胞应激能力下降，导致感染时老年人白细胞的上升程度低于年轻人；血小板的老化表现为体积缩小、重量减轻，止血作用降低、存活时间缩短等；老年人血液黏稠度较高，血小板黏附和聚集性增加，血液呈高凝状态，容易形成血栓。

2.肿瘤对老年血液系统的损伤

老年人较中青年患者更易罹患血液系统肿瘤，如慢性淋巴细胞性白血病、恶性淋巴瘤、多发性骨髓瘤、骨髓增生异常综合征、急性粒细胞白血病、急性单核细胞白血病等。此外，所有原发于非造血系统的恶性肿瘤可以转移到骨髓，引起造血功能障碍，易致贫血、感染、凝血功能异常而致出血或血栓，甚至发生DIC。

3.老年血液系统肿瘤损伤的特点

老年血液系统损伤患者常患共病、症状不典型性。老年人免疫功能低下，血液系统损伤一旦发生极易发生感染、出血等严重的全身性疾病。结合造血系统生理特点，损伤发展迅速会导致多脏器功能衰竭。建议老年肿瘤血液系统损伤按"急症、重症"进行诊疗，诊疗中要注重尽量保持出凝血功能和纤溶功能的平衡，谨防多脏器功能衰竭。

4.器官保护策略

（1）一级防护：结合老年人血液系统生理状态，评估血液系统损伤的发生风险，提供病因防护建议。准确评估肿瘤对血液系统损伤的严重程度，结合器官保护措施，制定治疗方案，避免加重损伤。

（2）二级防护：关注患者的症状和体征，及时行血常规、凝血功能、骨髓穿刺和活检等检查，有助于老年常见造血系统疾病的诊断，诊断后要及早治疗，如纠正贫血，避免老年肿瘤患者因摄入不足、局部出血等加重贫血，避免贫血导致重要脏器缺氧和功能不全。衰弱的老年肿瘤患者活动减少或长期卧床，会加重血栓栓塞风险，因此要注意保持内环境稳态，避免脱水和酸中毒，积极控制共病，评估血栓风险后酌情抗凝。

（3）三级防护：老年肿瘤患者一旦诊断为血液系统损伤，要及时请血液转科会诊，纠正可逆因素，避免损伤导致的多脏器受累和生活质量下降。

（七）泌尿系统

1.老年泌尿系统的功能改变

肾脏是泌尿系统的核心器官，老年人功能性肾单位的数量减少和体积下降，肾小球基底膜增厚以及肾小球硬化，肾小球滤过率每年下降 0.75~1.0 ml/（1.73 m^2/min）；老年肾小管萎缩和纤维化，钠离子的重吸收减少、钾离子的排泌下降以及尿液浓缩功能减退；衰老亦可导致肾动脉硬化，而高血压和糖尿病等老年共病会加重肾损伤。研究显示：我国80岁以上老人慢性肾病发病率达64.1%；老年人膀胱顺应性和膀胱收缩力均下降，加之前列腺增生等因素，也会出现泌尿系统功能改变或增加感染风险，是住院老年患者仅次于呼吸道的第二大感染因素。

2.肿瘤对老年泌尿系统损伤及特点

肾癌、尿路上皮癌、膀胱癌、前列腺癌等均与老年相关，肿瘤直接引起脏器结构破坏，导致功能障碍；肿瘤局部侵犯会引起血尿、疼痛及尿路梗阻等症状；发病急、进展快的部分肿瘤，如小细胞肺癌和淋巴瘤等，容易导致自发性溶瘤综合征，肿瘤细胞内成分短时间内大量入血，经肾排泄，导致肾衰，国内一项调查显示：膀胱癌、白血病和淋巴瘤等肿瘤引起急性肾损伤的发病率为7.5%，病死率为12%，国外报道发病率为12%~25.8%，病死率为15%左右；老年肿瘤患者卧床、导尿和留置尿管、免疫力低下等原因会导致泌尿系统感染率高发。

3.老年泌尿系统肿瘤损伤的特点

（1）病因复杂：年龄、共病及药物使肾储备功能下降，肿瘤浸润、检查用造影剂、控瘤治疗如手术应激、药物的肾毒、反复泌尿系统感染等，都是老年肿瘤泌尿系统器官损伤的原因。

（2）进展缓慢：老年泌尿系统损伤常为不可逆的缓慢过程。老年肿瘤患者应注意保护肾功能，减少应激性损伤，延缓肿瘤进展的同时也要延缓泌尿系统脏器功能损伤进展。建议应将对泌尿系统脏器功能的保护与控瘤治疗置于同等位置。

4.器官保护策略

（1）一级防护：需对老年泌尿系统器官损伤进行预估，根据病因进行相应的防护。老年肿瘤患者应避免应用肾毒性药物；积极控制糖尿病、高血压等共病；注意心力衰竭患者的容量管理，合理应用利尿剂；积极改善营养状况，提高免疫力，减少感染风险；控瘤治疗要考虑老年特点，尽量避免肾损伤、出血性膀胱炎等并发症。

（2）二级防护：对基础病、肿瘤和控瘤治疗的潜在损伤要有预估和监测，合并高血压、糖尿病、肿瘤初始治疗、血管靶向及免疫治疗时要重点防护。

（3）三级防护：泌尿系统尤其是肾发生急性损伤时，需进行容量管理和血压监测，保证肾脏灌注的同时也要兼顾减轻肾脏负担，为肾功能恢复创造较好条件。对于肾损伤持续不恢复、专科会诊认为需要启动肾脏替代治疗的老年患者，应谨慎评估获益和风险。

二、控瘤治疗相关脏器损伤及保护

老年肿瘤常用治疗方法包括药物治疗、放疗和手术等。临床医生要提高脏器保护意识，预估损伤风险并积极预防；控瘤治疗期间要制订有针对性的监测计划，及早发现和及早治疗，避免连锁反应和多脏器功能受累。

（一）药物治疗相关器官损伤及保护

老年肿瘤患者与药物存在不可调和的矛盾，多病共存需多重用药，但脏器功能减退，药物代谢清除能力降低，易发生药物不良反应。建议参考老年用药原则：①受益原则（受益/风险>1）；②半量法则也称小剂量法则：新用某种药物时应从半量或更小剂量开始，再酌情增量；③试验用药也称观察用药，用于老年人时要注意观察和随访；④暂停用药：当怀疑患者新出现的某种临床异常为药物所致时，应暂停可疑药物，等待观察，通常无须其他处理；⑤使用必需药物，不用或少用辅助性药物；⑥5种药物法则：调查显示，老年人同时应用5种以上药物时，不良反应显著增加，所以必须尽量控制用药种类和数量。

1. 化学治疗

（1）骨髓抑制特点及防护建议：老年肿瘤患者化疗更易出现骨髓抑制，例如接受卡铂治疗的老年患者比年轻患者更易发生血小板减少症，中性粒细胞减少性发热死亡风险最高。

防护建议：①一级防护：首先要熟知化疗药物的骨髓毒性，评估老年患者骨髓和肝肾储备功能，可通过量表辅助判断血液学毒性风险，骨髓抑制高风险者选择毒性较小的化疗方案；其次，中性粒细胞减少性发热的中危风险老年肿瘤患者，建议列入高危患者管理，建议预防性用药；第三，明确化疗目标，辅助化疗要确保安全，解救化疗要确保治疗的可持续性，因此老年患者要根据耐受情况调整方案。②二级防护：化疗后密切监测体温、不适症状和有无出血倾向，定期复查血常规，关注变化趋势；既往发生过血液学毒性的患者，按相关指南进行分级管控和预防性治疗。③三级防护：均需血液学和老年医学专科会诊，实施紧急救治，避免多脏器功能不全。

（2）胃肠道毒性：老年肿瘤患者化疗相关厌食、恶心呕吐、腹泻等胃肠道反应的发生率与中青年患者基本一致，但易出现水电解质紊乱及酸碱失衡，甚至导致脱水、低血压、休克等严重后果。

防护建议：①一级防护：按化疗药物致吐风险分级，采用规范的预防方案；②二级防护：化疗期间密切监测消化道症状，如一级预防后仍出现恶心呕吐，应积极解救治疗或暂停化疗，避免患者拒绝或终止化疗，避免预期性呕吐或难治性呕吐发生。③三级防护：熟知止吐药物的作用机制，分析患者发生胃肠道反应的个体化原因，应用作用机制不同的药物进行解救治疗，避免胃肠道严重反应带来的水电解质紊乱等"次生灾害"；要重视止吐药物在老年患者的合理应用及不良反应。

（3）心脏毒性：氟尿嘧啶和蒽环类药物会直接损伤心脏，且蒽环类药物的清除率与年龄呈正相关。研究发现，老年肿瘤患者是蒽环类药物导致充血性心衰的高危人群，尤其在累计剂量达 $400\ mg/m^2$ 以上时，心脏损伤常不可逆。

心脏毒性防护建议：①一级防护：治疗前需基线评估，包括基础病及心肌酶、脑利钠肽、肝肾功、心电图和左心室射血分数等检查；未控高血压和冠心病等患者应暂缓化疗，经专科治疗病情稳定后再评估。②二级防护：化疗期间动态监测心功能状态，一旦发现心功能受损，应立即暂停用药，积极对症处理。③三级防护：心脏毒性发生后，按毒性分级规范治疗，永久终止用药。

（4）肾脏毒性：经肾排泄的化疗药物均可产生肾损

伤，尤以顺铂为著。老年患者肾储备功能下降，更易出现治疗相关肾损伤。

防护建议：①一级防护：慢性肾功不全的老年肿瘤患者禁用顺铂、足叶乙甙等肾损伤药物，肾功能正常的老年患者也应慎用；治疗期间应水化和利尿，加速排泄；避免同期使用血管紧张素转换酶抑制剂和血管紧张素受体阻滞剂、非甾体抗炎药、别嘌呤醇和静脉造影剂等影响肾功能的药物。②二级防护：注意出入量和体重，监测血肌酐、电解质、动脉血气等指标，及时发现异常。③三级防护：发生肾损伤，按分级处理，老年患者透析等肾功替代治疗要权衡获益和风险。

2. 分子靶向治疗

分子靶向治疗的不良反应取决于药物作用靶点的独特性、药物设计的精准性。老年患者分子靶向治疗的毒性反应普遍高于中青年患者，与衰老和共病有关。

（1）皮肤黏膜毒性：酪氨酸激酶抑制剂常见皮肤及黏膜损伤，作用于EGFR通路药物最常见。老年患者皮肤、黏膜保护和修复功能均减退，营养不良、维生素缺乏等比较常见，所以靶向治疗导致的皮肤黏膜损伤不易修复、口腔炎容易加重至溃疡，出现进食疼痛，甚至影响营养摄入。

防护建议：①一级防护：对拟行靶向治疗的老年患者，在治疗前应进行患者教育，提高防护意识；温和清洁、合理保湿和修复皮肤屏障；做好物理及化学防晒；做好手足护理，避免甲沟炎；糖尿病患者要积极控制血糖。②二级防护：对既往出现过丘疹和脓疱型皮疹者，建议靶向药物减量或更换药物；存在皮肤黏膜基础疾病患者，注意基础病的控制和病情变化。③三级防护：按照不良反应分级，1级皮损，建议局部使用抗生素类软膏；2级皮损，局部抗生素类软膏联合口服米诺环素或多西环素，口服扑尔敏等抗过敏药物；3级皮损，暂停靶向药，局部抗生素及糖皮质激素用药联合米诺环素，疗效欠佳者联合阿莫西林克拉维酸钾和克拉霉素，皮损恢复后建议从小剂量开始恢复应用；4级皮损，停用靶向药，局部治疗同前，可考虑应用广谱抗生素或根据药敏试验结果选择抗生素。

（2）肝脏毒性：靶向药物体内代谢中间产物或终产物是产生肝毒性的主要原因，老年患者肝脏储备功能下降，共病合并用药加重肝脏负担，更易出现严重肝损伤。

防护建议：①一级预防：基线筛查有无病毒性肝炎、酒精肝、自身免疫性肝病等，进行基础病控制；注意共病用药对肝功的影响，避免多药协同损伤；长期饮酒者应戒酒或限制饮酒。②二级预防：治疗期间监测肝功能，及时给予保肝治疗并视情调整靶向药物剂量和方案。③三级预防：1级 ALT 或 AST 水平升高，暂不需调整剂量，密切动态观察；2级异常可暂停治疗，直至恢复正常后再考虑重新开始治疗并减量；3级暂停靶向治疗直至恢复正常水平，考虑重新启动治疗需权衡获益和风险；4级或复发3级异常，建议终止治疗。

（3）心血管毒性：抗 HER-2 靶向药物可能脱靶结合心肌细胞而引起心肌直接损伤；靶向 VEGF/VEGFR 的药物常见高血压、出血和血栓形成等副作用；酪氨酸激酶抑制剂可致 QT 间期延长，甚至引发尖端扭转性室速及猝死。老年肿瘤患者心血管系统功能"脆弱"，要兼顾共病管理和毒性监测。

防护建议：①一级防护：加强心血管系统共病管理，建议抗 HER-2 靶向药物如曲妥珠单抗治疗前常规行毒性风险筛查，建议心肌肌钙蛋白、B 型脑利钠肽或 N 末端 B 型脑利钠肽前体、心电图、左室射血分数

（LVEF）等检查；基线心功能异常者（40% ≤ LVEF<50%）需行专科会诊和治疗，暂缓曲妥珠单抗治疗或考虑低心脏毒性替代方案，LVEF<40%者不建议使用。酪氨酸激酶抑制剂如吉非替尼等治疗前，需基线心电图检查，尤其关注QT间期，治疗期间密切随访，无症状者每2~3个月复查；VEGF/VEGFR靶向治疗如安罗替尼、贝伐珠单抗等，用药前评估肿瘤相关出血风险，如肺鳞癌、未愈合伤口等老年患者禁用。②二级防护：治疗期间动态监测心血管毒性，尤其射血分数减少、QT间期延长、高血压、出血等，评估靶向药物相关性，早发现，早停药。③三级防护：心血管损伤2级以上的老年患者均建议停药，按分级规范化处理。

（4）消化道毒性：靶向药物较少引起恶心呕吐，长期治疗时腹泻更常见。腹泻影响老年患者营养吸收、容易导致脱水、电解质紊乱、肠道及肛周感染等严重后果。

防护建议：①一级防护：加强患者教育，提高防护意识；初始治疗期间建议低脂低纤维饮食，忌食含咖啡因和酒精的饮品，少食奶制品、果汁和辛辣食物。②二级防护：出现大便次数增多或大便性状变化应及早就诊和治疗；注意肛周护理，避免大便次数增多引起的老年肛周问题加重；必要时减量或暂停用药。③三级防护：按分级规范处理，1~2级腹泻可采用饮食调节、益生菌和思密达治疗，无效者考虑洛派丁胺治疗；3~4级暂停靶向治疗，推荐洛派丁胺（最高剂量16 mg/天）治疗，视情联合可待因治疗，并予最佳支持治疗；无效者建议奥曲肽治疗。

（5）肾脏毒性：抗血管生成靶向药物易致肾损伤，常表现为蛋白尿、肾小球血栓性微血管病、急性肾衰等，以蛋白尿最多见。老年肿瘤患者肾储备功能减低，高血压、糖尿病等常见老年共病均会加重靶向药物的肾损伤风险。

防护建议：①一级防护：积极评估及控制高血压和糖尿病等基础病；根据肌酐清除率制定靶向药物治疗方案和剂量；保证有效循环血量，避免肾前性肾损伤。②二级防护：治疗期间监测血压和尿量，定期复查血肌酐和尿常规。③三级防护：肾损伤发生后要分析原因，纠正可逆因素，如降压、改善肾灌注不足、暂停靶向药物治疗等。

（6）肺毒性：靶向药物引起的肺损伤主要表现为肺

间质改变。老年肿瘤，尤其是肺癌患者，常伴慢阻肺、肺纤维化等基础病，当治疗相关肺间质改变出现后，胸闷、气短等缺氧症状会显著加重，甚至出现低氧血症或继发感染。

防护建议：①一级防护：治疗前应行基线检查，包括基础病评估及动脉血气分析、肺功能及肺CT等检查；合并肺部感染者应先抗感染治疗，慢阻肺患者酌情呼吸科会诊并调整药物治疗方案。②二级防护：治疗期间动态监测患者症状和末梢血氧饱和度，及时发现异常并进一步行血液学和影像学检查。③三级防护：发生肺间质改变应立即停药；推荐糖皮质激素治疗，经验性抗生素治疗和氧疗；1~2级肺炎经治疗恢复者，谨慎重启治疗，3~4级者建议换方案治疗。

3. 免疫治疗

老年肿瘤患者的免疫治疗以免疫检查点抑制剂为主。常见不良反应包括腹泻、疲乏、皮肤反应（皮疹、瘙痒、白癜风等）、内分泌系统反应（甲状腺功能减退或亢进、糖尿病、肾上腺功能减退等）、肝肾功能损伤等。严重不良反应包括免疫性肺炎、心肌炎、脑炎及致死性腹泻等。

（1）免疫治疗相关性结肠炎：老年肿瘤患者的发生率与中青年患者一致，迟发性腹泻有可能发生在治疗结束后1~5个月。一旦发生，老年肿瘤患者易出现脱水、酸碱失衡及电解质紊乱，甚至低血压、休克等严重后果。建议及时止泻及支持治疗。

防护建议：①一级防护：治疗前评估患者肠道功能状况，尤其注意有无溃疡性结肠炎等免疫性肠炎，如有，应在疾病活动期避免应用免疫检查点抑制剂；评估共药对免疫性结肠炎发生风险有无影响；治疗期间清淡饮食，避免其他因素导致的结肠炎。②二级防护：注意观察大便次数、性状及腹痛等结肠炎症状，并行相关检查包括便常规（含病原体）、乳铁蛋白、钙卫蛋白等，必要时可行CT及结肠镜检查以协助确诊。③三级防护：按照免疫相关结肠炎分级处理，1级结肠炎建议暂停免疫治疗，给予补液、洛哌丁胺或地芬诺酯/阿托品治疗；2级以上，推荐应用美沙拉嗪、消胆胺，同时应及早给予糖皮质激素，如2~3天控制不佳，联合英夫利昔单抗、维多珠单抗等免疫调节剂，老年肿瘤患者应用糖皮质激素治疗期间注意预防消化道出血和继发感染；英夫利昔单抗禁用于中重度心力衰竭患者，肝功能不全或左室射血分数下降的老年人慎用。3级以上结肠炎建议终止免疫治疗。

（2）免疫相关性肺炎：多项研究表明合并慢阻肺、间质性肺炎等肺部基础病的老年患者、PD-L1高表达者，免疫治疗后更易发生免疫治疗相关性肺炎。

防护建议：①一级防护：治疗前需评估基础性肺病的控制情况，酌情调整药物治疗，积极控制原发肺部基础疾病；建议行动脉血气分析、肺功能和肺CT检查，评估肺的储备功能；预防呼吸道感染。②二级防护：治疗期间需严密观察患者有无咳嗽、咳痰、呼吸困难等症状及体征，动态复查动脉血气、胸片或肺CT，必要时进行支气管灌洗排或活检，排除感染及肿瘤侵犯，及早确诊；不能完全排除感染，给予经验性抗生素治疗。③三级防护：及时评估严重程度并积极干预，避免呼吸衰竭及多脏器功能衰竭。建议1级肺炎暂停免疫治疗，动态评估；2级及以上肺炎，一旦确诊开始糖皮质激素治疗，2~3天治疗效果不理想，应立即加用其他免疫调节药物如英夫利昔单抗、丙种球蛋白等，IL-6升高者建议托珠单抗治疗。3级及以上肺炎，建议永久终止免疫治疗。

（3）**免疫治疗相关性心肌炎**：老年患者免疫治疗相

关性心肌炎发生率低，但致死率高，且多数并无特异性症状，仅少数呈轻度反应或暴发性心肌炎表现。此外，免疫治疗还会发生心肌梗死、心律失常、心包炎等其他心脏毒性，加重器官功能损伤。

防护建议：①一级防护：治疗前进行详细的心血管功能评估，高血压性心脏病、肺源性心脏病、冠脉粥样硬化性心脏病、扩张型心肌病等病史都属于临床研究排除标准，并无证据证明免疫治疗的安全性；专科会诊并调整用药，控制慢性心血管疾病，使心功能和血压处于良好状态。②二级防护：治疗期间关注患者的症状如乏力、心慌等症状，密切监测心率和血压、心肌标志物和心电图等指标变化，如有异常，建议进行炎性标记物如血沉、C反应蛋白等检测，必要时可进行心脏核磁共振检查协助确诊，老年肿瘤患者不常规推荐心肌活检。③三级防护：免疫治疗相关性心肌炎确诊后建议老年肿瘤患者永久终止免疫治疗，大量糖皮质激素冲击治疗，24小时如无缓解建议加用丙种球蛋白、抗胸腺细胞球蛋白、阿巴西普单抗、吗替麦考酚酯等治疗；左室射血分数下降者，慎用英夫利昔单抗；应用丙种球蛋白注意老年患者血栓形成。

（4）免疫治疗相关性甲状腺功能异常：以周围型甲减最多见，也可见甲亢及中枢型甲减。老年患者常仅表现为乏力。免疫治疗相关性垂体炎发生率较低，但导致的内分泌功能紊乱涉及多系统。

防护建议：①一级防护：治疗前常规检测甲功；甲状腺基础病者应稳定控制。②二级防护：治疗期间监测症状、甲功变化，发现甲减时应鉴别是原发性甲减，还是免疫相关性垂体损伤所致的中枢性甲减。对存在中枢性甲减患者应同时检测肾上腺激素和性激素等内分泌指标，需及时纠正。③三级防护：无论是有或无症状，补充甲状腺素是周围型甲减治疗的主要方式，建议促甲状腺素>10 mU/L开始应用左旋甲状腺素片治疗。老年肿瘤患者建议低剂量起始，每4~6周复查甲功调整用药，防止甲亢发生。合并甲减时应关注老年肿瘤患者的联合用药，比如吗啡会增加黏液性水肿昏迷，增加甲减危象的风险，故癌痛时如发生甲减，应避免应用吗啡止痛。甲减在替代治疗稳定后，建议继续免疫治疗。

（二）放疗相关脏器损伤及防护

1.常见脏器损伤及特点

放疗为局限期肿瘤但不能耐受手术的老年患者提供

了替代的根治性治疗方法，一项随机对照研究表明，对T1-2aN0M0的非小细胞肺癌患者，立体定向放疗（SABR）与手术相比，3年OS率分别为95%和79%（*HR*=0.14，*P*=0.037），3年PFS率为86%和80%（*HR*=0.39，*P*=0.54）不良反应更小。放疗对于晚期肿瘤也是重要的姑息治疗方法。

老年肿瘤患者器官功能衰退的影响、共病、肿瘤对脏器损伤，导致放疗耐受性较差，获益与毒性难以均衡，例如在老年食管癌治疗中，多项回顾性研究肯定了CRT生存明显获益，但≥3级不良反应显著增加。放疗引起的全身反应和局部器官损伤与照射部位、放疗剂量、放疗技术、照射野大小有关，也与其他治疗方法的累积毒性、与放疗的协同效应等相关。有必要建立老年各脏器放疗风险评估模型，指导临床决策。

老年患者放疗后的损伤和不良反应谱与中青年患者基本一致。例如颅内放疗引起的颅高压，后期认知功能障碍、放射性脑坏死等；头颈部放疗引发口腔黏膜炎症或溃疡，后期味觉改变、口干、张口困难、颈部皮下组织纤维化、甲减、放射性龋齿和放射性颌骨坏死等；胸部放疗会引起放射性肺损伤、食管损伤、心脏损伤等；

腹盆部放疗可致消化系统、泌尿系统等损伤，严重者可致膀胱萎缩、阴道直肠瘘、生育能力丧失、性功能减退等；放射性皮炎表现为皮肤红斑、皮肤疼痛或烧灼感、干性脱皮，重者可出现湿性脱皮等。

2.器官防护

年龄、共病、脏器功能等问题都不应视为老年肿瘤放疗的绝对禁忌证，放疗前需整体评估，放疗期间和结束放疗后应严密观察和随访。

（1）一级防护

肿瘤评估：根据肿瘤部位、大小、病理类型和分子病理特征、症状和患者治疗意愿、预后等展开评估，制定放疗策略。

照射器官功能评估：评估肿瘤放疗累及器官，头颈部放疗前对认知功能、垂体功能、甲状腺功能、口腔状况等评估；胸部肿瘤放疗前评估心肺功能；腹盆腔放疗前评估肝肾功能等。

共病评估：共病类型、目前疾病状态、治疗方法、疾病转归对放疗方案的选择、毒副反应预测以及可能发生毒副反应的处理均应在治疗前评估。

（2）二级防护

精准定位下的精准放疗。基于老年特点选择固定装置和放疗体位，确保患者舒适度；依据治疗目的、放疗技术、剂量分割等选择目标病灶，采用多模态影像融合技术和人工智能等进行靶区勾画；选择先进放疗技术降低放射性损伤，如调强放疗、VMAT、TOMO、IGRT、质子治疗等；对老年患者应严格评估靶区周围各重要器官的受照剂量，根据患者身体状况，重点防护心脏、肺、肝脏、肾脏、胃肠道器官功能等；可选择使用细胞防护剂氨磷汀进行器官防护。

精心计划下的合理分割剂量。老年患者缩短治疗时间有助于保留功能储备，同时要考虑所选择剂量分割的毒性、治疗机器可操作性、患者及照护者就医便利性等诸多因素，建议预先考虑方案的可行性和治疗中断造成的不良后果；衰老与功能储备的进行性下降有关，目前尚无老年患者放疗正常组织剂量限制标准，根据临床经验，建议正常组织剂量限制标准上浮10%~15%作为老年患者放疗正常组织剂量限制指标的参考。

（3）三级防护

放射性损伤重在预防，对已经发生的放射性损伤，如放射性肺炎、食管炎、直肠炎、膀胱炎等的治疗主要以糖皮质激素、抗生素及质子泵抑制剂为主。中医中药也有一定疗效。

（三）手术及麻醉相关器官损伤及防护

1. 概述

老年肿瘤患者的手术风险和围手术期管理建议麻醉、外科、老年医学、肿瘤科、营养、心理和护理等医护人员组成整合医疗团队，共同完成术前评估和干预、围手术期管理和术后康复。

老年肿瘤患者手术治疗麻醉风险较高，麻醉方式的选择应根据手术类型、手术时长、患者情况等因素综合考虑。老年患者认知功能易受麻醉药物影响，应优先选用区域麻醉技术（包括椎管内麻醉、周围神经阻滞等）。随着年龄增长，椎骨后间隙变窄，且对局麻药敏感性增加，因此硬膜外腔使用的局麻药物剂量应酌减。而全静脉麻醉在认知功能保护上具有潜在优势。

2. 围术期器官损伤及防护建议

（1）恶心呕吐：老年肿瘤患者建议避免吸入麻醉药和阿片类药物的应用；对恶心呕吐的高危老年患者，应慎用抗胆碱能类药物，可联用不同作用机制的止吐药：

常用药物包括5-HT$_3$受体拮抗剂、糖皮质激素、多巴胺受体拮抗剂等。

（2）寒战和低体温：老年患者体温调节功能严重减退，易发生低体温，致伤口愈合延迟、心血管事件增加、术后苏醒延迟、远期肿瘤复发率升高等风险。建议通过主动措施（如保温毯、热风机、液体加温）和被动措施（如覆盖裸露部位、呼吸回路中加湿热交换器）等，维持术中体温不低于36℃。因低体温而寒战的患者还可给予哌替啶、曲马多或右美托咪啶。

（3）围术期谵妄：老年患者围术期谵妄发生率高，主要与手术应激、术中麻醉和术后止痛、疼痛和睡眠障碍、水电解质紊乱和酸碱失衡等因素有关，建议根据具体原因，进行病因治疗。建议改善认知功能和定向力、改善睡眠、控制术后疼痛、纠正水电解质紊乱等；药物治疗包括氟哌啶醇和非经典类精神药物如喹硫平、奥氮平及右美托咪啶。

3. 重要器官防护建议

（1）呼吸系统防护：术前应控制肺部原发基础疾病，预防肺部感染，术前戒烟，评估肺功能符合麻醉方式的要求。术中监测肺通气和换气指标，参照《中国老年患者围术期麻醉管理指导意见》，建议机械通气者实施低潮气量+中度呼气末正压（PEEP）5~8 cmH$_2$O策略，低潮气量为标准体重6~8 ml/kg；每小时给予连续3~5次手控膨肺，FiO$_2$不超过60%；吸呼比例1：（2.0~2.5）；术中实施GDFT联合预防性缩血管药物或限制性液体管理方案；老年肥胖者建议俯卧位手术，采取悬空腹部、定期膨肺等措施，同时控制腹内压≤20 cmH$_2$O，避免急性冠脉综合征发生；麻醉药建议应用短效镇静镇痛药，避免中长效药的残余效应对麻醉苏醒期和术后康复的影响。术后抬高床头，早期坐起及下地活动。

（2）心血管系统防护：术前充分评估老年肿瘤患者合并的心脏疾病，避免漏诊无症状患者，建议应用Goldman心脏风险指数评估老年患者围术期心脏事件风险，应用改良心脏风险指数（RCRI）预测术后重大心血管事件的发生概率；注意评估合并用药。术中维持全身氧供需平衡，优化血流动力学指标，老年患者术中心率应维持在术前一天平静状态基线心率±20%，术中血压维持在基础血压值的90%~110%，平均动脉压（MAP）保持在65~95 mmHg。若有较高基础血压非心脏手术，其目标是将血压保持在基础值的80%~110%，且收缩压低于160 mmHg。对术中怀疑心肌缺血患者，需通过分析原因逆转不稳定血流动力学状态，盲目给予扩张冠脉药可能使心肌氧供需平衡恶化。

（3）脑保护：术前评估神经系统功能及认知功能（参见CACA指南《整体评估》分册），近期（<3个月）脑卒中患者肿瘤择期手术时，建议在脑卒中发生3个月后进行。对脆弱脑功能老年患者，如合并脑卒中及TIA等病史，需维持患者平静状态血压的基线水平至120%范围，并施以GDFT联合预防性缩血管药物。老年人易出现谵妄，应避免使用苯二氮䓬类药物和抗胆碱药物。对脆弱脑及高龄患者（>75岁），最好给予短效镇静镇痛药，如丙泊酚和瑞芬太尼，避免中长效镇静镇痛药物。

（4）肝肾防护：老年患者药物代谢功能减退，缩血管药物的长期应用会加重肝功能损伤，如有基础肝脏疾病患者更为显著。同时慢性肝病所致的凝血功能障碍也是肿瘤手术中的风险因素，因而除评估肝功能、凝血功能评估同样重要，建议采用Child-Pugh进行评估，其中C级被列为高危患者。肝功能受损的老年患者应避免使用维库溴铵或罗库溴铵等肌松药物。

老年肿瘤患者，手术创伤、失血、低血压等会引起肾功能可逆性损伤，如合并肾功能不全或术前接受肾透析治疗，术中除维持全身氧供需平衡外，需要维持血压在术前平稳状态，严格控制液体输入量，避免给予胶体溶液，维持血流动力学稳定，不建议使用羟乙基淀粉扩容；建议避免使用哌库溴铵等肌松药物，对肝肾功同时受损的老年患者可选用不经肝肾代谢的顺式阿曲库铵更为合理。

参考文献

1. 樊代明. 中国肿瘤整合诊治指南（CACA）. 天津：天津科学技术出版社，2022.

2. 樊代明. 整合肿瘤学·临床卷. 北京：科学出版社，2021.

3. Zheng R，Zhang S，Zeng H，et al. Cancer incidence and mortality in China，2016. Journal of the National Cancer Center，2022，2（1）：1-9.

4. Prince M J，Wu F，Guo Y，et al. The burden of disease in older people and implications for health policy and practice. The Lancet，2015，385（9967）：549-562.

5. Smetana K Jr，Lacina L，Szabo P，et al. Ageing as an Important Risk Factor for Cancer. Anticancer Res，2016，36（10）：5009-5017.

6. Cleries R，Ameijide A，Marcos-Gragera R，et al. Predicting the cancer burden in Catalonia between 2015 and 2025：the challenge of cancer management in the elderly. Clin Transl Oncol，2018，20（5）：647-657.

7. Li S，Zhang X，Yan Y，et al. High Cancer Burden in Elderly Chinese，2005-2011. Int J Environ Res Public

Health，2015，12（10）：12196-12211.

8.Zeng H，Chen W，Zheng R，et al. Changing cancer sur-vival in China during 2003-15：a pooled analysis of 17 population-based cancer registries. Lancet Glob Health，2018，6（5）：e555-e567.

9.陈万青，郑荣寿，张思维，等.2013年中国老年人群恶性肿瘤发病和死亡分析.中华肿瘤杂志，2017，39（2）：60-66.

10.王宇，孟群.中国死因监测数据集2015.北京：中国科学技术出版社，2016.

11.张学飞，闫贻忠，庞丽娟，等.中国老年人群恶性肿瘤疾病负担.中国老年学杂志，2017，37（21）：5325-5329.

12.Coll P P，Korc-Grodzicki B，Ristau B T，et al. Cancer Prevention and Screening for Older Adults：Part 1. Lung，Colorectal，Bladder，and Kidney Cancer. J Am Geriatr Soc，2020，68（10）：2399-2406.

13.Shams-White M M，Brockton N T，Mitrou P，et al. The 2018 World Cancer Research Fund/American Insti-tute for Cancer Research （WCRF / AICR） Score and

All-Cause, Cancer, and Cardiovascular Disease Mortality Risk: A Longitudinal Analysis in the NIH-AARP Diet and Health Study. Curr Dev Nutr, 2022, 6（6）: nzac096.

14. Wolters B, Junge U, Dziuba S, et al. Immunogenicity of combined hepatitis A and B vaccine in elderly persons. Vaccine, 2003, 21（25-26）: 3623-3628.

15. Drolet M, Bénard É, Pérez N, et al. HPV Vaccination Impact Study Group Populationlevel impact and herd effects following the introduction of human papillomavirus vaccination programs: updated systematic review and meta-analysis. Lancet, 2019, 394（10197）: 497-509.

16. 王江滨. 老年幽门螺杆菌感染者根除治疗的获益/风险评价及抗生素应用相关问题. 中华医学杂志, 2020, 100（30）: 2343-2345.

17. Schüler SC, Gebert N, Ori A. Stem cell aging: The upcoming era of proteins and metabolites. Mech Ageing Dev, 2020, 190: 111288.

18. Muñoz-Lorente M A, Cano-Martin A C, Blasco M A.

Mice with hyper-long telomeres show less metabolic aging and longer lifespans. Nat Commun，2019，10（1）：4723.

19. Maciejowski J，de Lange T. Telomeres in cancer：tumour suppression and genome instability. Nat Rev Mol Cell Biol，2017，18（3）：175-186.

20. Fane M，Weeraratna A T. How the ageing microenvironment influences tumour progression. Nat Rev Cancer，2020，20（2）：89-106.

21. Hu M，Tan J，Liu Z，et al. Comprehensive Comparative Molecular Characterization of Young and Old Lung Cancer Patients. Front Oncol，2022，11：806845.

22. Van Herck Y，Feyaerts A，Alibhai S，et al. Is cancer biology different in older patients? Lancet Healthy Longev，2021，2（10）：e663-e677.

23. 陆懿，王德强，应乐倩，等.老年胃癌的免疫相关多组学分子特征.临床肿瘤学杂志，2022，27（06）：514-521.

24. Cai L，Chen Y，Tong X，et al. The genomic landscape of young and old lung cancer patients highlights age de-

pendent mutation frequencies and clinical actionability in young patients. Int J Cancer, 2021, 149 (4): 883-892.

25. 李倩, 肖谦. 老年人共病与衰弱的研究进展. 实用老年医学, 2022, 36 (06): 619-622.

26. 陈习琼. 中国老年人口失能现状及地区差异. 中国老年学杂志, 2022, 42 (05): 1197-1201.

27. Wu C-W, Chen M-H, Huang K-H, et al. The clinico-pathological characteristics and genetic alterations between younger and older gastric cancer patients with curative surgery. Aging, 2020, 12 (18): 18137-18150.

28. Rebecca L, Siegel, Kimberly D, et al. Cancer statistics2022. CA: A Cancer Journal for Clinicians, 2022, 72 (1): 7-33.

29. Ferlay J, Ervik M, Lam F, et al. Global cancer observatory: cancer today. International Agency for Research on Cancer. Lyon, France, 2020.

30. Xia C, Dong X, Li H, et al. Cancer statistics in China and United States, 2022: profiles, trends, and determinants. Chin Med J (Engl), 2022; 135 (5): 584-

590.

31. 土昱，席少枝，郭娜，等. 老年肿瘤相关静脉血栓栓塞症的临床分析. 中华老年医学杂志，2020，39（11）：1297-1300.

32. Antonio M，Gudiol C，Royo-Cebrecos C，et al. Current etiology，clinical features and outcomes of bacteremia in older patients with solid tumors. J Geriatr Oncol，2019，10（2）：246-251.

33. Dotan E，Walter L C，Browner I S，et al. NCCN guidelines insights：older adult oncology，version 1.2021：featured updates to the NCCN guidelines. J Natl Compr CancNetw，2021，19（9）：1006-1019.

34. Outlaw D，Abdallah M，Gil-Jr L A，et al. The Evolution of Geriatric Oncology and Geriatric Assessment over the Past Decade. Semin Radiat Oncol，2022，32（2）：98-108.

35. Mizutani T. Practical management of older adults with cancer：geriatric oncology in Japan. Jpn J Clin Oncol，2022，52（10）：1073-1081.

36. Hamaker M，Lund C，Te Molder M，et al. Geriatric as-

sessment in the management of older patients with cancer
- A systematic review （update）. J Geriatr Oncol,
2022, 13 （6）: 761-777.

37.Shahrokni A, Alexander K, Wildes T M, et al. Prevent-
ing Treatment - Related Functional Decline: Strategies
to Maximize Resilience. Am Soc Clin Oncol Educ Book,
2018, 38: 415-431.

38.Alekseeva Y V, Semiglazova T Y, Kasparov B S, et al.
The role of comprehensive geriatric assessment in the
treatment of cancer patients in elderly and senile age.
Adv Gerontol, 2020, 33 （1）: 65-73.

39.Zuccarino S, Monacelli F, Antognoli R, et al. Explor-
ing Cost-Effectiveness of the Comprehensive Geriatric
Assessment in Geriatric Oncology: A Narrative Review.
Cancers （Basel）, 2022, 14 （13）: 3235.

40. Verduzco-Aguirre H C, Gomez-Moreno C, Chavarri-
Guerra Y, et al. Predicting Life Expectancy for Older
Adults with Cancer in Clinical Practice: Implications
for Shared Decision-making. Curr Oncol Rep, 2019,
21 （8）: 68.

41. Iwamoto M, Nakamura F, Higashi T. Estimated life expectancy and risk of death from cancer by quartiles in the older Japanese population: 2010 vital statistics. Cancer Epidemiol, 2014, 38 (5): 511-514.

42. Garcia M V, Agar M R, Soo W K, et al. Screening Tools for Identifying Older Adults With Cancer Who May Benefit From a Geriatric Assessment: A Systematic Review. JAMA Oncol, 2021, 7 (4): 616-627.

43. Bellera C A, Rainfray M, Mathoulin-Pélissier S, et al. Screening older cancer patients: first evaluation of the G-8 geriatric screening tool. Ann Oncol, 2012, 23 (8): 2166-2172.

44. Xi Z, Meng T, Qi Z, et al. The GLIM criteria as an effective tool for nutrition assessment and survival prediction in older adult cancer patients. Clinical Nutrition, 2021, 40 (3): 1224-1232.

45. 唐天娇，曹立，董碧蓉，等.中华医学会老年医学分会.老年人多病共存名词和定义专家共识（2022）.中华老年医学杂志，2022，41（09）：1028-1031.

46. Hanlon J T, Schmader K E. The Medication Appropriate-

ness Index: A Clinimetric Measure. PsychotherPsychosom, 2022, 91 (2): 78-83.

47. Magnuson A, Ahles T, Chen B T, et al, Cognitive Function in Older Adults With Cancer: Assessment, Management, and Research Opportunities. J Clin Oncol, 2021, 39 (19): 2138-2149.

48. Beauplet B, Soulie O, Niemier J Y, et al, Dealing with the lack of evidence to treat depression in older patients with cancer: French Societies of Geriatric Oncology (SOFOG) and Psycho Oncology (SFFPO) position paper based on a systematic review. Support Care Cancer, 2021: 563-571.

49. Sattar S, Haase K, Kuster S, et al. Falls in Older Adults with Cancer: An Updated Systematic Review of Prevalence, Injurious Falls, and Impact on Cancer Treatment. Support Care Cancer, 2021: 21-33.

50. DuMontier C, Loh K P, Soto PC E, et al. Decision Making in Older Adults With Cancer. Journal of clinical oncology: official journal of the American Society of Clinical Oncology, 2021: 39 (19).

51. Richardson D, Loh K. Improving personalized treatment decision-making for older adults with cancer: The necessity of eliciting patient preferences. Journal of geriatric oncology, 2021: 13（1）.

52. 朱鸣雷，黄宇光，刘晓红，等.老年患者围手术期管理北京协和医院专家共识.协和医学杂，2018，9（01）：36-41.

53. Rostoft S, O'donovan A, Soubeyran P, et al. Geriatric Assessment and Management in Cancer. J Clin Oncol, 2021: 2058-2067.

54. Bertagnolli M M, Singh H. Treatment of Older Adults with Cancer – Addressing Gaps in Evidence. N Engl J Med, 2021: 1062-1065.

55. Bluth M J, Bluth M H. Molecular Pathology Techniques: Advances in 2018. Clin Lab Med, 2018, 38（2）: 215-236.

56. Van Herck Y, Feyaerts A, Alibhai S, et al. Is cancer biology different in older patients? Lancet Healthy Longev, 2021, 2（10）: e663-e677.

57. Elwyn G, Frosch D, Thomson R, et al. Shared deci-

sion making: a model for clinical practice. J Gen Intern Med, 2012; 27 (10): 1361-1367.

58.Wildiers H, Heeren P, Puts M, et al. International Society of Geriatric Oncology consensus on geriatric assessment in older patients with cancer. J Clin Oncol, 2014, 32 (24): 2595-2603.

59.Dotan E, Walter L C, Browner I S, et al. NCCN Guidelines Insights: Older Adult Oncology, Version 1.2021. J Natl ComprCancNetw, 2021, 19 (9): 1006-1019.

60. Korc-Grodzicki B, Downey R J, Shahrokni A, et al. Surgical considerations in older adults with cancer. J Clin Oncol, 2014, 32 (24): 2647-2653.

61.Ghignone F, Van Leeuwen B L, Montroni I, et al. The assessment and management of older cancer patients: A SIOG surgical task force survey on surgeons' attitudes. Eur J Surg Oncol, 2016, 42 (2): 297-302.

62. Kozek-Langenecker S, Fenger-Eriksen C, Thienpont E, et al. European guidelines on perioperative venous thromboembolism prophylaxis: Surgery in the elderly. Eur J Anaesthesiol, 2018, 35 (2): 116-122.

63. Miller E D, Fisher J L, Haglund K E, et al. The Addition of Chemotherapy to Radiation Therapy Improves Survival in Elderly Patients with Stage III Non-Small Cell Lung Cancer. J Thorac Oncol, 2018, 13（3）: 426-435.

64. Ji Y, Du X, Zhu W, et al. Efficacy of Concurrent Chemoradiotherapy With S-1 vs Radiotherapy Alone for Older Patients With Esophageal Cancer: A Multicenter Randomized Phase 3 Clinical Trial. JAMA Oncol, 2021, 7（10）: 1459-1466.

65. Wang K, Tepper J E. Radiation therapy-associated toxicity: Etiology, management, and prevention. CA Cancer J Clin, 2021, 71（5）: 437-454.

66. Mohile S G, Dale W, Somerfield M R, et al. Practical Assessment and Management of Vulnerabilities in Older Patients Receiving Chemotherapy: ASCO Guideline for Geriatric Oncology. J Clin Oncol, 2018, 36（22）: 2326-2347.

67. Wildiers H. Chemotherapy dosing in elderly cancer patients - SIOG guidelines. Ejc Supplements, 2007, 5

（5）：406–408.

68.Hall P S, Swinson D, Cairns D A, et al. Efficacy of Re-
duced–Intensity Chemotherapy With Oxaliplatin and
Capecitabine on Quality of Life and Cancer Control
Among Older and Frail Patients With Advanced Gastro-
esophageal Cancer: The GO2 Phase 3 Randomized Clin-
ical Trial. JAMA Oncol, 2021, 7（6）: 869–877.

69.Mohile S G, Mohamed M R, Xu H, et al. Evaluation of
geriatric assessment and management on the toxic effects
of cancer treatment（GAP70+）: a cluster–randomised
study. Lancet, 2021, 398（10314）: 1894–1904.

70.Feliu J, Heredia–Soto V, Gironés R, et al. Manage-
ment of the toxicity of chemotherapy and targeted thera-
pies in elderly cancer patients. Clin Transl Oncol,
2020, 22（4）: 457–467.

71.Hurria A, Dale W, Mooney M, et al. Designing thera-
peutic clinical trials for older and frail adults with can-
cer: U13 conference recommendations. J Clin Oncol,
2014, 32（24）: 2587–2594.

72.Duan Z Y, Liu J Q, Yin P, et al. Impact of aging on

the risk of platinum-related renal toxicity: A systematic review and meta-analysis. Cancer Treat Rev, 2018, 69: 243-253.

73. Dent SF, Kikuchi R, Kondapalli L, et al. Optimizing Cardiovascular Health in Patients With Cancer: A Practical Review of Risk Assessment, Monitoring, and Prevention of Cancer Treatment-Related Cardiovascular Toxicity. Am Soc Clin Oncol Educ Book, 2020, 40: 1-15.

74. Ramsdale E, Mohamed M, Yu V, et al. Polypharmacy, Potentially Inappropriate Medications, and Drug-Drug Interactions in Vulnerable Older Adults With Advanced Cancer Initiating Cancer Treatment. Oncologist, 2022, 27 (7): e580-e588.

75. Lebreton C, Cantarel C, Toulza E, et al. Incidence and prognostic factors of clinically meaningful toxicities of kinase inhibitors in older patients with cancer: The Pre-ToxE study. J Geriatr Oncol, 2021, 12 (4): 668-671.

76. Greillier L, Gauvrit M, Paillaud E, et al. Targeted Therapy for Older Patients with Non-Small Cell Lung

Cancer: Systematic Review and Guidelines from the French Society of Geriatric Oncology (SoFOG) and the French-Language Society of Pulmonology (SPLF) / French-Language Oncology Group (GOLF). Cancers (Basel), 2022, 14 (3): 769.

77.Battisti N M L, Decoster L, Williams G R, et al. Targeted Therapies in Older Adults With Solid Tumors. J Clin Oncol, 2021, 39 (19): 2128-2137.

78.Gutierrez C, McEvoy C, Munshi L, et al. Critical Care Management of Toxicities Associated With Targeted Agents and Immunotherapies for Cancer. Crit Care Med, 2020, 48 (1): 10-21.

79.Choucair K, Naqash A R, Nebhan C A, et al. Immune Checkpoint Inhibitors: The Unexplored Landscape of Geriatric Oncology. Oncologist, 2022, 27 (9): 778-789.

80.Nebhan C A, Cortellini A, Ma W, et al. Clinical Outcomes and Toxic Effects of Single-Agent Immune Checkpoint Inhibitors Among Patients Aged 80 Years or Older With Cancer: A Multicenter International Cohort Study.

JAMA Oncol, 2021, 7（12）: 1856-1861.

81. Gomes F, Lorigan P, Woolley S, et al. A prospective cohort study on the safety of checkpoint inhibitors in older cancer patients – the ELDERS study. ESMO Open, 2021, 6（1）: 100042.

82. Landre T, Des Guetz G, Chouahnia K, et al. Immune Checkpoint Inhibitors for Patients Aged ≥ 75 Years with Advanced Cancer in First – and Second-Line Settings: A Meta-Analysis. Drugs Aging, 2020, 37（10）: 747-754.

83. Johns A C, Wei L, Grogan M, et al. Checkpoint inhibitor immunotherapy toxicity and overall survival among older adults with advanced cancer. J Geriatr Oncol, 2021, 12（5）: 813-819.

84. Samani A, Zhang S, Spiers L, et al. Impact of age on the toxicity of immune checkpoint inhibition. J Immunother Cancer, 2020, 8（2）.

85. Hayashi-Tanner Y, Polewski P J, Gaddam M, et al. Immune checkpoint inhibitor toxicity and associated outcomes in older patients with cancer. J Geriatr Oncol,

2022, 13 (7): 1011-1016.

86. Paderi A, Fancelli S, Caliman E, et al. Safety of Immune Checkpoint Inhibitors in Elderly Patients: An Observational Study. Curr Oncol, 2021, 28 (5): 3259-3267.

87. Nayyar A, Strassle P D, Iles K, et al. Survival Outcomes of Early-Stage Hormone Receptor-Positive Breast Cancer in Elderly Women. Ann Surg Oncol, 2020, 27 (12): 4853-4860.

88. Abdel-Razeq H, Abu Rous F, Abuhijla F, et al. Breast Cancer in Geriatric Patients: Current Landscape and Future Prospects. Clin Interv Aging, 2022, 17: 1445-1460.

89. Boukovala M, Spetsieris N, Efstathiou E. Systemic Treatment of Prostate Cancer in Elderly Patients: Current Role and Safety Considerations of Androgen-Targeting Strategies. Drugs Aging, 2019, 36 (8): 701-717.

90. Zettler M E, Feinberg B A, Phillips E G Jr, et al. Real-world adverse events associated with CAR T-cell therapy among adults age ≥ 65 years. J Geriatr Oncol, 2021,

12（2）：239-242.

91.Shouse G，Danilov A V，Artz A. CAR T-Cell Therapy in the Older Person：Indications and Risks. Curr Oncol Rep，2022，24（9）：1189-1199.

92.李小梅，黄海力，王欣，等.中国肿瘤医院和三级医院院长关于缓和医疗服务的全国性调查.中华老年多器官疾病杂志，2022，（21）：819-826.

93.Hui D，Bruera E. Models of palliative care delivery for patients with cancer. J Clin Oncol，2020，38（9）：852-865.

94.王薇，李萍萍.老年肿瘤患者综合评估的现状.癌症进展，2010，8（3）：255-258.

95.董倩，刘娅宁，吴皓.中医肿瘤综合康复治疗的尝试与初探.中国肿瘤临床与康复，2013，20（1）：76-79.

96.夏红梅，尹卫华，史国军.中医药联合化疗治疗老年肿瘤的 Meta 分析.实用中西医结合临床，2016，16（6）：4-7.

97.薛冬，许轶琛，蒋姗彤.根据一项回顾性研究分析开展老年肿瘤综合评估的意义.世界科学技术—中医药现代化，2015，17（12）：2452-2456.

98. Sun Q，He M，Zhang M，et al. Traditional Chinese Medicine and Colorectal Cancer：Implications for Drug Discovery.Front Pharmacol，2021，12：685002.

99. Xue D，Li P，Chen T H，et al. Utility of a Patient-Reported Symptom and Functioning Assessment Tool for Geriatric Oncology Care in China.Value Health Reg Issues，2022，29：28-35.

100. 吴珺玮，张俊.老年肿瘤评估及决策新体系.中国肿瘤临床，2022，49（09）：449-454.

101. 黄国贤.中西医结合治疗老年肿瘤化疗患者消化道毒副反应的临床疗效分析.中国实用医药，2020，15（26）：163-165.

102. 杨天地，王琦，冯淬灵.中医药治疗肿瘤靶向及化疗药物相关皮疹探析.北京中医药，2022，41（02）：168-170.

103. 唐辉，周建凤，白春梅.老年肿瘤免疫检查点抑制剂临床治疗进展.协和医学杂志，2020，11（04）：459-464.

104. Zhang X，Qiu H，Li C，et al.The positive role of tradi-

tional Chinese medicine as an adjunctive therapy for cancer. Biosci Trends，2021，15（5）：283-298.

105. 李文宇，卞丽红，魏国利，等.化疗相关性周围神经病变中医证机述要.中国中医药信息杂志，2022，29（10）：20-23.

106. 何曦冉，李萍萍.老年肿瘤康复需求与目标.世界科学技术—中医药现代化，2015，17（12）：2470-2472.

107. 《中成药治疗优势病种临床应用指南》标准化项目组.中成药治疗癌因性疲乏临床应用指南（2020年）.中国中西医结合杂志，2021，41（5）：543-541.

108. Yichen Xu，Xin Shelley Wang，Yanzhi Chen，et al. A Phase II Randomized Controlled Trial of RenshenYangrong Tang Herbal Extract Granules for Fatigue Reduction in Cancer Survivors. J Pain Symptom Manage，2020，59（5）：966-973.

109. 李晔，王宝，于普林.老年人功能性便秘中西医结合诊疗专家共识.中华老年医学杂志，2019，38（12）：1322-1327.

110. 薛冬，蒋姗彤，张培彤. 老年肿瘤患者治疗与康复需求国内多中心调查结果. 中国康复医学杂志，2017，32（03）：313-317.

111. 倪婷，孙莉，高玲. 红黄煎剂联合八段锦对老年乳腺肿瘤化疗患者负性情绪、疲乏程度及生活质量的影响. 临床与病理杂志，2021，41（09）：2012-2017.

112. 徐海燕，张黎丹，夏兴梅，等. 五行音乐疗法对中晚期肿瘤患者负性心理及睡眠质量的影响. 中医杂志，2019，60（11）：954-956.

113. American Geriatrics Society abstracted clinical practice guideline for postoperative delirium in older adults. J Am Geriatr Soc，2015，63（1）：142-150.

114. Carbone A，Bottino R，Russo V，et al. Takotsubo Cardiomyopathy as Epiphenomenon of Cardiotoxicity in Patients With Cancer：A Meta-summary of Case Reports. J Cardiovasc Pharmacol，2021，78（1）：e20-e29.

115. DeSantis C E，Miller K D，Dale W，et al. Cancer statistics for adults aged 85 years and older，2019. CA Cancer J Clin，2019，69（6）：452-467.

116.Dilalla V, Chaput G, Williams T, et al. Radiotherapy side effects: integrating a survivorship clinical lens to better serve patients. Curr Oncol, 2020, 27（2）: 107-112.

117.Dougan M, Luoma A M, Dougan S K, et al. Understanding and treating the inflammatory adverse events of cancer immunotherapy. Cell, 2021, 184（6）: 1575-1588.

118.Soto-Perez-de-Celis E, Sun C L, Tew W P, et al. Association between patient-reported hearing and visual impairments and functional, psychological, and cognitive status among older adults with cancer. Cancer, 2018, 124（15）: 3249-3256.

119.Herrmann J. Adverse cardiac effects of cancer therapies: cardiotoxicity and arrhythmia. Nat Rev Cardiol, 2020, 17（8）: 474-502.

120.Johnson D B, Reynolds K L, Sullivan R J, et al. Immune checkpoint inhibitor toxicities: systems-based approaches to improve patient care and research. Lancet Oncol, 2020, 21（8）: e398-e404.

121. Miyazaki K, Sato S, Kodama T, et al. Clinicopatho-logical features in elderly ALK-rearrangednon-small cell lung cancer patients. In Vivo, 2020, 34 (4): 2001-2007.

122. Mohamed M R, Ramsdale E, Loh K P, et al. Associa-tions of Polypharmacy and Inappropriate Medications with Adverse Outcomes in Older Adults with Cancer: A Systematic Review and Meta-Analysis. Oncologist, 2020, 25 (1): e94-e108.

123. Schneider J L, Rowe J H, Garcia-de-Alba C, et al. The aging lung: Physiology, disease, and immunity. Cell, 2021, 184 (8): 1990-2019.

124. Siegel R L, Miller K D, Fuchs H E, et al. Cancer sta-tistics, 2022. CA Cancer J Clin. 2022, 72 (1): 7-33.

125. Ligibel J A, Schmitz K H, Berger N A. Sarcopenia in aging, obesity, and cancer. Transl Cancer Res, 2020, 9 (9): 5760-5771.

126. Pergolotti M, Battisti N M L, Padgett L, et al. Em-bracing the complexity: Older adults with cancer-relat-

ed cognitive decline—A Young International Society of Geriatric Oncology position paper. J Geriatr Oncol, 2020, 11 (2): 237-243.

127.Wildiers H, de Glas N A. Anticancer drugs are not well tolerated in all older patients with cancer. Lancet Healthy Longev. 2020, 1 (1): e43-e47.

128.Nightingale G, Schwartz R, Kachur E, et al. Clinical pharmacology of oncology agents in older adults: A comprehensive review of how chronologic and functional age can influence treatment-related effects. J Geriatr Oncol, 2019, 10 (1): 4-30.

129.史金明，金晶，陈欢，等.老年综合评估状态对老年直肠癌患者放疗摆位误差的影响.中华放射医学与防护杂志，2022，42（1）：7-11.

130.余其贵，谢军.肿瘤心脏病学及老年肿瘤患者抗肿瘤治疗相关心血管毒性研究进展.临床医学进展，2020，（4）：629-635.

131.张国华，王强，赵丽云，等.中国老年结直肠肿瘤患者围手术期管理专家共识（2020版）.中华结直肠疾病电子杂志，2020，9（04）：325-334.

132.《中国临床肿瘤学会（CSCO）头颈部肿瘤诊疗指南》专家组.中国头颈部肿瘤放射治疗指南（2021年版）.国际肿瘤学杂志，2022，49（2）.

133.中华医学会麻醉学分会老年人麻醉与围术期管理学组国家老年疾病临床医学研究中心国家老年麻醉联盟.中国老年患者围手术期麻醉管理指导意见（2020版）.中华医学杂志，2020，100（31）：2404-2415.